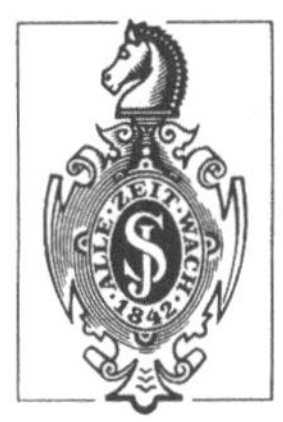

Perspektiven der Arrhythmiebehandlung

Herausgegeben von
B. Lüderitz und H. Antoni

Mit 59 Abbildungen

Springer-Verlag
Berlin Heidelberg New York
London Paris Tokyo

Professor Dr. med. BERNDT LÜDERITZ
Medizinische Universitätsklinik
Innere Medizin – Kardiologie
Sigmund-Freud-Straße 25
D-5300 Bonn 1

Professor Dr. med. HERMANN ANTONI
Physiologisches Institut
Albert-Ludwigs-Universität
Hermann-Herder-Straße 7
D-7800 Freiburg

CIP-Titelaufnahme der Deutschen Bibliothek
Perspektiven der Arrhythmiebehandlung / hrsg. von B. Lüderitz
u. H. Antoni. – Berlin ; Heidelberg ; New York ; London ;
Paris ; Tokyo : Springer, 1988
   ISBN-13: 978-3-642-73423-6   e-ISBN-13: 978-3-642-73422-9
   DOI: 10.1007/ 978-3-642-73422-9
NE: Lüderitz, Berndt [Hrsg.]

Die Wiedergabe von Gebrauchsnamen, Handelsnamen, Warenbezeichnungen usw. in diesem Werk berechtigt auch ohne besondere Kennzeichnung nicht zu der Annahme, daß solche Namen im Sinne der Warenzeichen- und Markenschutz-Gesetzgebung als frei zu betrachten wären und daher von jedermann benutzt werden dürften.

Produkthaftung: Für Angaben über Dosierungsanweisungen und Applikationsformen kann vom Verlag keine Gewähr übernommen werden. Derartige Angaben müssen vom jeweiligen Anwender im Einzelfall anhand anderer Literaturstellen auf ihre Richtigkeit überprüft werden.

Satz: Graphischer Betrieb Konrad Triltsch, 8700 Würzburg
2121/3130-543210

Vorwort

Im Jahre 1918 wurde Chinidin als erstes Antiarrhythmikum i. e. S. klinisch eingeführt. Erst Ende der 50er Jahre folgte Ajmalin, ein Alkaloid der Rauwolfia. Diese Substanz hat in letzter Zeit, insbesondere bei ventrikulären Tachyarrhythmien, wieder an Bedeutung gewonnen, möglicherweise als Reaktion auf die nicht unbeträchtlichen Nebenwirkungen der sog. modernen Antiarrhythmika. Über zahlreiche antifibrillatorische Arzneimittel führte die Entwicklung sodann zu neuen antiarrhythmischen Wirkstoffen wie Amiodaron, Flecainid, Tocainid und dem vielseitigen Betarezeptorenblocker Sotalol.

Noch immer aber ist das „ideale" Antiarrhythmikum nicht gefunden: ein Arzneimittel, das ein Maximum an Wirkung mit einem Minimum an Nebenwirkungen verbindet; – vor allem aber ein Wirkstoff, der auf die arrhythmogenen Bezirke des Herzens einwirkt, ohne die übrigen Strukturen zu beeinflussen. Auch die eindrucksvollen Fortschritte der Elektrotherapie und der antiarrhythmischen Kardiochirurgie lassen noch viele Fragen unbeantwortet.

In dieser Situation erschien ein Symposium zur Standortbestimmung der Arrhythmiebehandlung angebracht, um zu einer Abschätzung zukünftiger Entwicklungen zu gelangen. Auf Initiative der Herausgeber des vorliegenden Buches fand zu dieser Thematik ein interdisziplinäres Expertengespräch vom 2. bis 4. Oktober 1987 in Budapest statt. In einer kleinen Gesprächsrunde, die ausschließlich die Referenten bzw. Mitarbeiter dieses Bandes zusammenführte, konnten Standpunkte definiert und Perspektiven erarbeitet werden, die in den nachfolgenden Beiträgen verdichtet wurden.

Da eine zukunftsweisende Betrachtung eine solide elektrophysiologische Basis voraussetzt, wurde mit drei experimentellen Referaten die Grundlage für die nachfolgenden klinischen Erörterungen gelegt. Den Abschluß bilden zwei Beiträge zur antibradykarden und antitachykarden Elektrotherapie.

Herausgeber und Autoren waren darum bemüht, daß der vorliegende Referateband nicht nur Hinweise auf die Perspektiven der Arrhythmiebehandlung vermittelt, sondern auch in der täglichen Praxis von Nutzen ist. Das Buch wendet sich daher an alle ärztlichen Kollegen, die mit der Behandlung von Herzrhythmusstörungen zu tun haben.

Unser Dank gilt den Autoren sowie dem Hause Giulini, Hannover, namentlich Herrn Dr. R. Wisotzki. Dem Springer-Verlag danken wir wieder für sachkundigen Rat und die ebenso rasche wie sorgfältige Drucklegung der Manuskripte.

Bonn, Freiburg   BERNDT LÜDERITZ
Frühjahr 1988   HERMANN ANTONI

Inhaltsverzeichnis

Mitarbeiterverzeichnis

Prof. Dr. H. ANTONI, Physiologisches Institut, Albert-Ludwigs-Universität, Hermann-Herder-Straße 7, D-7800 Freiburg

Dr. M. BORGGREFE, Medizinische Klinik und Poliklinik, Abteilung für Kardiologie, Pneumologie und Angiologie, Universität Düsseldorf, Moorenstraße 5, D-4000 Düsseldorf

Prof. Dr. G. BREITHARDT, Medizinische Klinik und Poliklinik, Innere Medizin C, Universität Münster, Albert-Schweitzer-Straße 33, D-4400 Münster

Prof. Dr. W.-D. BUSSMANN, Zentrum der Inneren Medizin, Abteilung für Kardiologie, Klinikum der Johann Wolfgang Goethe-Universität, Theodor-Stern-Kai 7, D-6000 Frankfurt 70

Dr. A. CONRAD, Kerckhoff-Klinik, Benekestraße 4–6, D-6350 Bad Nauheim

Dr. A. GEIBEL, Medizinische Universitäts-Klinik, Abteilung Innere Medizin III, Kardiologie, Hugstetter Straße 55, D-7800 Freiburg

Dr. B. HENNING, Medizinische Universitäts-Klinik, Abteilung Innere Medizin III, Kardiologie, Hugstetter Straße 55, D-7800 Freiburg

Priv.-Doz. Dr. S. H. HOHNLOSER, Medizinische Universitäts-Klinik, Abteilung Innere Medizin III, Kardiologie, Hugstetter Straße 55, D-7800 Freiburg

Prof. Dr. H. JUST, Medizinische Universitäts-Klinik, Abteilung Innere Medizin III, Kardiologie, Hugstetter Straße 55, D-7800 Freiburg

Prof. Dr. B. LÜDERITZ, Medizinische Universitäts-Klinik, Innere Medizin – Kardiologie, Sigmund-Freud-Straße 25, D-5300 Bonn 1

Priv.-Doz. Dr. M. MANZ, Medizinische Universitäts-Klinik, Innere Medizin – Kardiologie, Sigmund-Freud-Straße 25, D-5300 Bonn 1

Prof. Dr. T. MEINERTZ, Medizinische Universitäts-Klinik, Abteilung Innere Medizin III, Kardiologie, Hugstetter Straße 55, D-7800 Freiburg

Dr. M. NÉMETH, Pharmakologisches Institut der Medizinischen Universität Szeged, Dóm tér 12, H-6701 Szeged, Ungarn

Prof. Dr. J. GY. PAPP, Pharmakologisches Institut der Medizinischen Universität Szeged, Dóm tér 12, H-6701 Szeged, Ungarn

Prof. Dr. M. SCHLEPPER, Kerckhoff-Klinik, Benekestraße 4–6, D-6350 Bad Nauheim

Prof. Dr. L. SEIPEL, Abteilung Innere Medizin III, Medizinische Klinik der Universität, Otfried-Müller-Straße, D-7400 Tübingen 1

Prof. Dr. G. STEINBECK, Medizinische Klinik I der Universität München, Klinikum Großhadern, Marchioninistraße 15, D-8000 München 70

Prof. Dr. L. SZEKERES, Pharmakologisches Institut der Medizinischen Universität Szeged, Dóm tér 12, H-6701 Szeged, Ungarn

Dr. É. UDVARY, Pharmakologisches Institut der Medizinischen Universität Szeged, Dóm tér 12, H-6701 Szeged, Ungarn

Dr. Á. VÉGH, Pharmakologisches Institut der Medizinischen Universität Szeged, Dóm tér 12, H-6701 Szeged, Ungarn

Dr. L. VIRÁGH, Pharmakologisches Institut der Medizinischen Universität Szeged, Dóm tér 12, H-6701 Szeged, Ungarn

Dr. J. WEIRICH, Physiologisches Institut, Albert-Ludwigs-Universität, Hermann-Herder-Straße 7, D-7800 Freiburg

Prof. Dr. J. WITTE, Klinik für Innere Medizin des Bereichs Medizin (Charité) der Humboldt-Universität Berlin, Schumannstraße 20/21, DDR-1040 Berlin

Dr. M. ZEHENDER, Medizinische Universitäts-Klinik, Abteilung Innere Medizin III, Kardiologie, Hugstetter Straße 55, D-7800 Freiburg

Einführung zum Thema:
Perspektiven der Arrhythmiebehandlung

B. LÜDERITZ

Zur Erforschung der Wahrheit
bedarf es notwendig der Methode.
R. Descartes (1596–1656)

Todesfälle als Folge von Herz- und Kreislauferkrankungen stehen seit Jahren an der Spitze der bundesdeutschen Todesursachenstatistik. Unmittelbarer Anlaß eines letalen Verlaufs sind in den meisten Fällen akute Rhythmusstörungen als Ausdruck der elektrischen Instabilität des Herzens. Da diese grundsätzlich beherrschbar erscheint, richten sich größte Anstrengungen auf die Verbesserung von Therapie und Diagnostik der Herzrhythmusstörungen. Die wissenschaftlich-klinischen Bemühungen gelten hier gleichermaßen der Kausaltherapie, der medikamentösen Behandlung, der Elektrotherapie und der antiarrhythmischen Kardiochirurgie.

Bereits im Altertum und im Mittelalter stellte die Prüfung des Pulses eine wesentliche medizinische Maßnahme dar, die jedoch mehr der allgemeinen klinischen Beurteilung als der Rhythmusanalyse im engeren Sinne diente. Obwohl die Messung des Pulses seit Galen in Mitteleuropa allgemein bekannt war, konnte der Puls erst nach der um das Jahr 1700 gemachten Erfindung von Uhren mit Sekundenzeigern genau quantifiziert werden (vgl. Abb. 1).

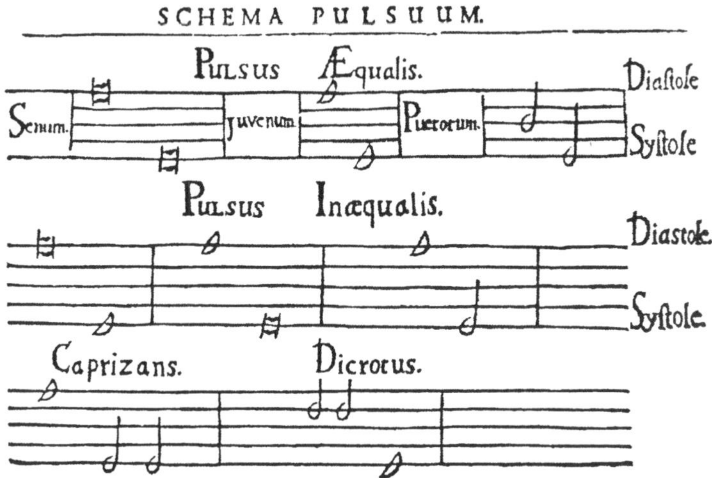

Abb. 1. Pulsschema aus der Medicina nov-antiqua (Frankfurt 1713) des Gießener Mediziners Michael Bernhard Valentini (1657–1729) (vgl. Geus 1980)

Prof. Dr. B. Lüderitz, Med. Univ.-Klinik, Innere Medizin–Kardiologie, Sigmund-Freud-Straße 25, D-5300 Bonn 1

In der Mitte des 19. Jahrhunderts ist mit dem Durchbruch der experimentellen Physiologie auch im diagnostischen Bereich das anatomische vom funktionellen Denken abgelöst worden. Damit gewann die Pulsmessung ihre Bedeutung im heutigen Sinne. Stand somit die Pulsmessung am Anfang der Rhythmologie, so war es die rhythmogene Synkope, die erstmals den Kausalzusammenhang zwischen klinischer Symptomatik und Herzrhythmusstörung offenbarte.

Bereits 1580 schrieb Geronimo Mercuriale (1530–1604) aus Forli, Dozent in Padua: "Ubi pulsus sit rarus semper expectanda est syncope" (beachtenswerterweise 150 Jahre vor Morgagni). Dabei unterschied der Autor bereits kardial und neurologisch bedingte Synkopen. Es war dann aber erst Morgagni, dessen Name mit der rhythmusbedingten Synkope untrennbar verbunden wurde. 1761 publizierte Giovanni Batista Morgagni (1682–1771), Lehrstuhlinhaber für Anatomie in Padua und schon zu Lebzeiten führender Anatom ganz Europas, sein berühmtes Werk *De sedibus et causis morborum per anatomen indagatis*. Im LXIV. anatomisch-medizinischen Brief aus dem o.g. Schriftstück beschreibt Morgagni exakt das klinische Bild der kreislaufbedingten Synkopen (wörtlich: der Krisen durch Kreislaufstillstand), wie wir sie auch heute bei unseren Patienten mit höhergradigen AV-Blockierungen beobachten können. Morgagni protokollierte die Bradykardien, die Krampfaktionen sowie die vasomotorischen Reaktionen und Phänomene der Gesichtsfarbe, die der Krise folgten. Ihm waren die Kreislaufsituationen weder bei Bradykardien noch bei extremer Tachysystolie entgangen [1].

Obwohl die qualitative und quantitative Messung des Pulses als Anfang der Arrhythmiediagnostik verstanden werden kann, wurde die eigentliche Erfassung der Herzrhythmusstörungen erst durch die Elektrokardiographie mittels des von Willem Einthoven (1860–1927) weiterentwickelten Saitengalvanometers eingeleitet (vgl. Abb. 2) [2]. Einthoven gilt heute zu Recht als Begründer der Elektrokardiographie. Gleichwohl wurde das erste (unvollkommene) Elektrokardiogramm bereits 1887 von Waller beschrieben – allerdings ohne daß die klinischen Konsequenzen erkannt wurden. Die Entdeckung des Saitengalvanometers geht auf Ader und das Jahr 1897 zurück.

1895 hatte Einthoven ein in seinem Labor mit dem Kapillarelektrometer aufgezeichnetes und ein konstruiertes Elektrokardiogramm angegeben, das alle Details heutiger Elektrokardiogramme aufwies. Das konstruierte Elektrokardiogramm zeigte 5 Wellen, für die Einthoven die Bezeichnungen P, Q, R, S, T einführte, die noch heute verwendet werden. 1902 leitete Einthoven erstmals Elektrokardiogramme mit dem Saitengalvanometer ab, wobei er eine sehr gute Übereinstimmung mit den zuvor konstruierten Kurven fand. 1924 erhielt Einthoven für seine Pionierarbeiten über den Mechanismus des Elektrokardiogramms den Nobelpreis.

Zu Beginn dieses Jahrhunderts erfolgten auch die entscheidenden Entdeckungen in bezug auf das morphologische Substrat der Automatie des Herzens selbst. Doch weniger die morphologischen Erkenntnisse als vielmehr Einthovens Arbeiten zur Elektrokardiographie wurden Grundlage der modernen Arrhythmiediagnostik, als deren Begründer Karl Frederik

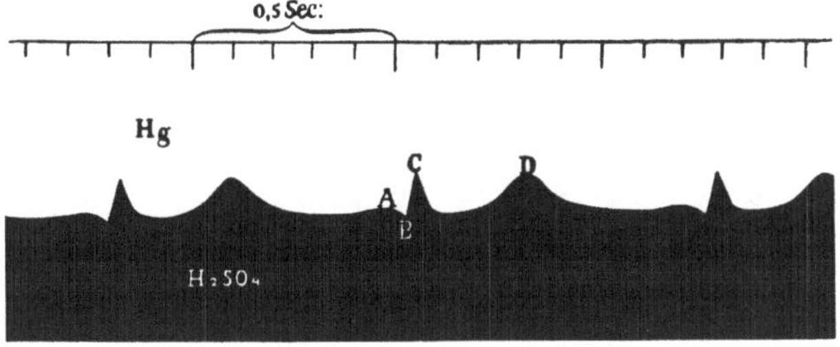

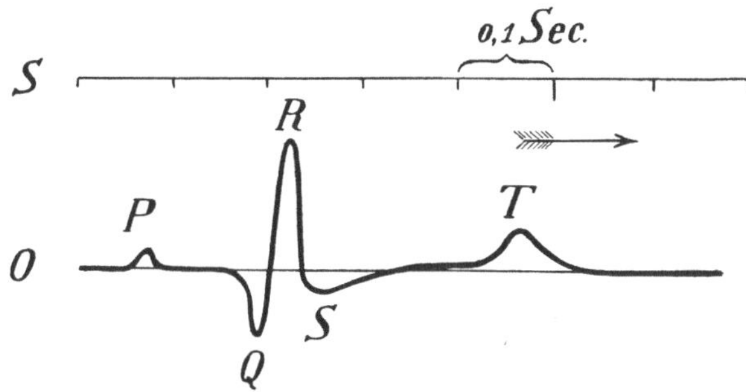

Abb. 2. Aufzeichnung eines Elektrokardiogramms mit Kapillarelektrometer (*oben*) und konstruiertes Elektrokardiogramm mit P-, Q-, R-, S- und T-Wellen (*unten*). (Nach Einthoven 1903)

Wenckebach (1864–1940) zu gelten hat. 1903 wird Wenckebach international bekannt durch die Veröffentlichung seines ersten Buches *Die Arrhythmie als Ausdruck bestimmter Funktionsstörungen des Herzens,* eine physiologisch-klinische Studie, die auf der Analyse von Kardiogrammen und Sphygmogrammen beruht. In Straßburg erarbeitete er als Professor der Kaiser-Wilhelm-Universität sein zweites Buch *Die unregelmäßige Herztätigkeit und ihre klinische Bedeutung.* Dieses 1914 erschienene Werk gilt aufgrund seiner Originalität und seiner scharfen Analysen als Klassiker der rhythmologischen Literatur (Abb. 3). Die fast 40jährige Forschungserfahrung von Wenckebach fand danach ihren Niederschlag in dem 1927 gemeinsam mit Winterberg verfaßten Werk „Die unregelmäßige Herztätigkeit". Dieses fast ausschließlich auf Elektrokardiogrammen basierende Werk kann noch heute als Grundpfeiler der modernen Arrhythmiediagnostik gelten.

Die historische Entwicklung der Therapie von Herzrhythmusstörungen setzt mit der systematischen Erprobung pflanzlicher Inhaltsstoffe ein. Jean-Baptiste Sénac (1693–1770) hat bereits 1749 auf die günstige Wirkung des Chinins bei Herzklopfen hingewiesen und damit eine Substanz genannt, die sich für die Behandlung von Vorhofflimmern und Kammertachykardien bis heute als besonders wertvoll erwiesen hat, obwohl dieses bitter schmeckende weißkristalline Hauptalkaloid der Chinarinde seit der Mitte des 17. Jahrhunderts hauptsächlich als Malariamittel verwendet worden ist. Gegen

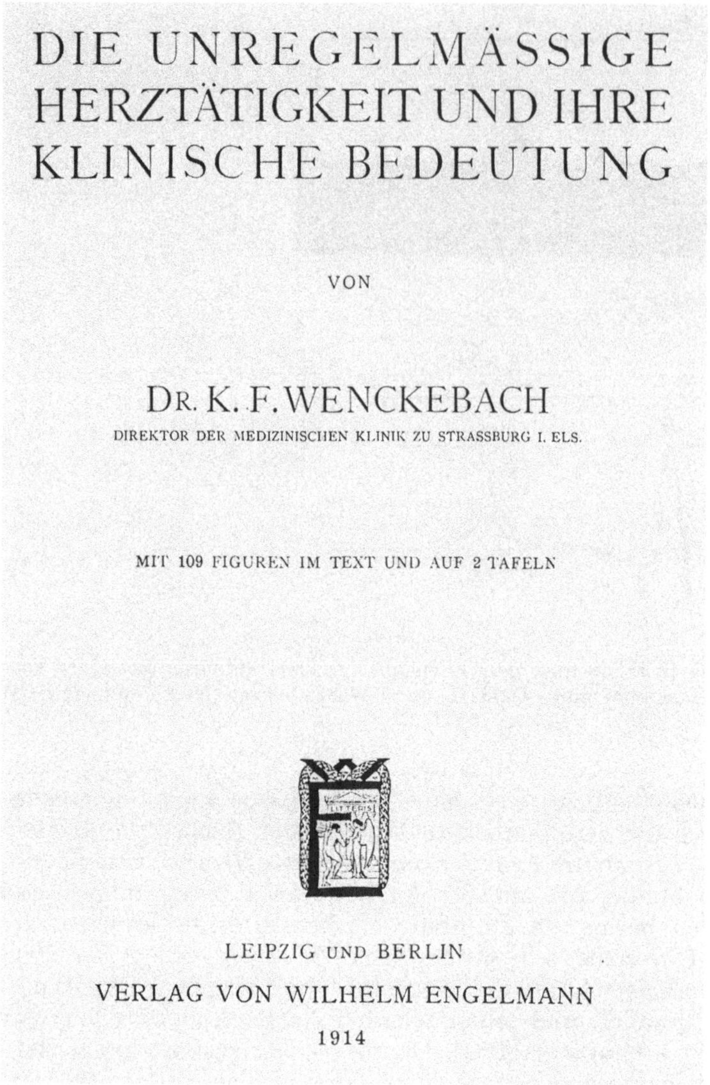

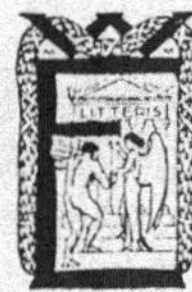

DIE UNREGELMÄSSIGE HERZTÄTIGKEIT UND IHRE KLINISCHE BEDEUTUNG

VON

DR. K. F. WENCKEBACH

DIREKTOR DER MEDIZINISCHEN KLINIK ZU STRASSBURG I. ELS.

MIT 109 FIGUREN IM TEXT UND AUF 2 TAFELN

LEIPZIG UND BERLIN

VERLAG VON WILHELM ENGELMANN

1914

Abb. 3. Titelblatt des 1914 erschienenen Buches von K. F. Wenckebach

Ende des 19. Jahrhunderts sind die Wirkungen des Chinins und die seines rechtsdrehenden Stereoisomers, des Chinidins, auf die Muskulatur sowie ihre stoffwechseldämpfenden und antipyretischen Eigenschaften eingehend untersucht und therapeutisch genutzt worden (vgl. [4]).

Es war aber erst Wenckebach, dessen Beobachtung der Wirksamkeit des Chinidins bei Herzrhythmusstörungen die Entwicklung antiarrhythmischer Substanzen einleitete. Er darf damit als Begründer der differenten medikamentösen Arrhythmiebehandlung gelten, die trotz der wesentlichen Bereicherung durch Elektrotherapie und antiarrhythmische Kardiochirurgie

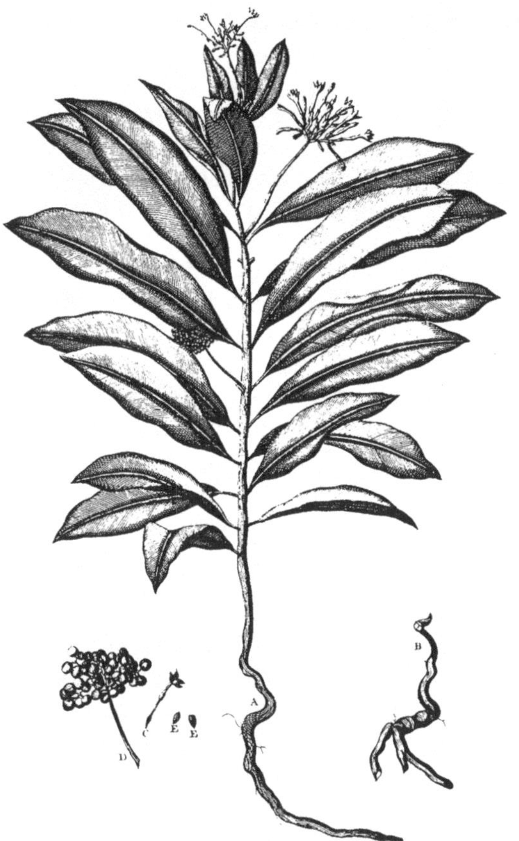

Abb. 4. Rauwolfia serpentina aus den *Nova plantarum americanarum genera,* Paris 1703, von Charles Plumier (1626–1704)

noch immer die Grundlage der Behandlung von Herzrhythmusstörungen darstellt.

Neue Möglichkeiten wurden in den 30er Jahren durch die Entdeckung der Rauwolfia-Alkaloide eröffnet. Die zahlreichen Arten der Gattung Rauwolfia, die zur Familie der Apocynaceae gehört, sind in der indischen Volksmedizin traditionelle Heilpflanzen gegen Schlangenbisse (Abb. 4).

Auf Empfehlung des indischen Arztes Ajmal Kan wurden ihre Inhaltsstoffe erstmals 1931 pharmakologisch untersucht. Eines der wichtigsten unter den isolierten Alkaloiden ist deshalb Ajmalin genannt worden, es spielt auch heute eine bedeutende Rolle in der medikamentösen Arrhythmiebehandlung.

Im Laufe der Jahre wurden zahlreiche neue antiarrhythmisch wirksame Substanzen einschließlich der Kalziumantagonisten und Betarezeptorenblocker entwickelt, die uns in den Stand versetzen, den weitaus größten Teil kardialer Arrhythmien pharmakologisch zu kontrollieren.

Die Möglichkeiten der antiarrhythmischen Therapie sind heute zwar vielfältiger und effektiver, aber auch komplizierter als noch vor wenigen Jahren. Dies gilt sowohl für die Indikation zur Therapie allgemein, wie für den Entschluß zu einer bestimmten therapeutischen Maßnahme und die Kontrolle der antiarrhythmischen Behandlung selbst.

Eine wirksame und dauerhafte Beherrschung tachykarder Arrhythmien setzt ein sorgfältiges differentialtherapeutisches Vorgehen voraus. An erster Stelle steht die Behandlung des Grundleidens. Die kausale Behandlung muß dabei naturgemäß auf die Krankheitsursache ausgerichtet sein, das heißt z. B. Therapie einer koronaren Herzkrankheit, Behandlung einer Myokarditis, Beseitigung einer Glykosidintoxikation oder Elektrolytstörung, Normalisierung einer Hyperthyreose oder Revision eines defekten Herzschrittmachers. Die symptomatische Therapie von kardialen Arrhythmien gliedert sich in medikamentöse Behandlung, elektrotherapeutische Maßnahmen (Defibrillation, elektrischer Schrittmacher) und antiarrhythmische Kardiochirurgie. Auf dem pharmakologischen Sektor ergeben sich – neben der verbesserten Differential- und Kombinationstherapie – Fortschritte durch neue antiarrhythmische Wirkstoffe, wie Amiodaron (Cordarex), Flecainid (Tambocor), Tocainid (Xylotocan) sowie den Betarezeptorenblocker Sotalol (Sotalex), dem auch repolarisationsverlängernde Eigenschaften zukommen.

Aktuelle Entwicklungen auf dem Gebiet der Elektrotherapie konzentrieren sich auf die Weiterentwicklung konventioneller Schrittmacher mit erweitertem Indikationsspektrum („physiologische" Schrittmachersysteme, frequenzadaptive Aggregate etc.), auf die Implantation antitachykarder Schrittmachersysteme einschließlich intrakardialer Kardioverter-/Defibrillatorfunktion und die His-Bündel-Ablation; bei der perkutanen nichtoperativen Unterbrechung des His-Bündels durch Kathetertechnik handelt es sich um ein relativ komplikationsarmes Verfahren, das als therapeutischer Fortschritt in Fällen medikamentöser Therapieresistenz von bestimmten supraventrikulären Tachykardien angesehen werden kann (vgl. [5]).

Ein weiteres neues und erfolgversprechendes Gebiet stellt die antiarrhythmische Herzchirurgie dar, die in speziellen, medikamentös und elektrisch therapierefraktären Fällen in Frage kommt: Durchtrennung akzessorischer Leitungsbahnen bei Präexzitationssyndromen, umkreisende endokardiale Ventrikulotomie bzw. endokardiale Resektion arrhythmogenen Gewebes bei ventrikulären Tachyarrhythmien, ggf. kombiniert mit Aneurysmektomie und/oder aortokoronarer Bypassoperation.

Auf der Grundlage einer pathophysiologisch begründeten Differentialtherapie dürfte es angesichts der dargestellten Fortschritte zukünftig möglich sein, den Anteil bislang therapieresistenter Herzrhythmusstörungen weiter zu verringern. Dennoch bleiben weitere wichtige Fragen zu beantworten:

- Ist die antiarrhythmische Langzeittherapie asymptomatischer Rhythmusstörungen sinnvoll oder gar notwendig?
- Verhindert oder begrenzt eine solche Behandlung den plötzlichen Herztod nach Myokardinfarkt?
- Ist die Reduzierung der Reinfarktinzidenz durch Betarezeptorenblocker mit einer antiarrhythmischen Wirkung zu erklären?

- Ist eine Rhythmusstörung selbst oder die der Arrhythmie zugrundeliegende Herzerkrankung für klinische Symptomatik bzw. Verlauf und Prognose ausschlaggebend?
- Machen neue, effektive Antiarrhythmika (Amiodaron, Flecainid, Sotalol) die chirurgische Therapie von Herzrhythmusstörungen weitgehend entbehrlich (z. B. Amiodaron bei WPW-Syndrom)?
- Hat der automatische, implantierbare Defibrillator bzw. Kardioverter bei entsprechend gefährdeten Patienten eine Zukunft?
- Wie sind Patienten, die vom plötzlichen Herztod bedroht sind, eindeutig zu identifizieren?

Auf diese und andere Fragen werden wohl erst kontrollierte prospektive Langzeitstudien Antwort geben können. Angesichts der häufig relativ gut tolerierten bradykarden (gelegentlich auch tachykarden) Rhythmusstörungen und der nicht unbeträchtlichen kardialen und extrakardialen Nebenwirkungsrate antiarrhythmischer Maßnahmen erscheint indes eine kritische, den Einzelfall prüfende Haltung vor jeder Therapieeinleitung dringend geboten [6]. In der Nutzen-Risiko-Abwägung ist der Einsatz differenter Antiarrhythmika also nur bei solchen Patienten gerechtfertigt, die symptomatisch sind oder ein signifikantes Risiko aufweisen.

Literatur

1. Cammilli L, Feruglio GA (1981) Breve cronistoria della cardiostimolazione elettrica date, uomini e fatti da ricordare. Publicazione Distribuita in Occasione del Secondo Simposio Europeo di Cardiostimolazione. 3–6 Maggio, Firenze
2. Einthoven W (1895) Über die Form des menschlichen Elektrokardiogramms. Pflügers Arch Ges Physiol 60:101
3. Einthoven W (1903) Die galvanometrische Registrierung des menschlichen Elektrokardiogramms, zugleich eine Beurteilung der Anwendung des Kapillar-Elektrometers in der Physiologie. Pflügers Arch Ges Physiol 99:472
4. Hirzel HO (1983) Der Weg zur modernen Kardiologie. Schweiz Rundschau Med (Praxis) 48:1521
5. Lüderitz B (1986) Historische Entwicklung des Herzschrittmachers. Z Kardiol 75:57
6. Lüderitz B (1987) Therapie der Herzrhythmusstörungen (3. Aufl.). Springer, Berlin Heidelberg New York London Paris Tokyo
7. Waller AD (1887) A demonstration on man of electromotive changes accompanying the heart's beat. J Physiol 8:229

Zur Elektrophysiologie der Herzrhythmusstörungen

H. ANTONI

Rückblick

Die elektrophysiologische Forschung auf dem Gebiet der Herzrhythmusstörungen hat in den letzten 3 Jahrzehnten einige deutlich abgrenzbare Entwicklungsstufen durchlaufen. Mit dem Aufkommen der Mikroelektrodentechnik in den 50er Jahren lernte man zunächst allgemein, die Grundprozesse der Automatie, der Erregungsleitung und der Refraktärzeit besser zu verstehen. Als Mechanismus der antiarrhythmischen Wirkung von Pharmaka zeichnete sich damals schon eine Dämpfung der Automatie und vor allem eine Verlängerung der Refraktärzeit ab. Vaughan Williams und Szekeres [26] erkannten in diesem Zusammenhang die Bedeutung der lokalanästhetischen Grundwirkung als refraktärzeitverlängernden Effekt.

In verschiedenen Laboratorien wurden dann bis zur Mitte der 60er Jahre die Effekte von Elektrolytveränderungen, von vegetativen Transmittern und von herzwirksamen Pharmaka, z.B. der Herzglykoside, genauer untersucht [9, 25]. Über das Verhalten der Ionenströme im Herzen war allerdings abgesehen vom initialen Na^+-Einwärtsstrom zu dieser Zeit noch sehr wenig bekannt. Dann gelang es Deck und Trautwein [6], die Voltage-clamp-Technik von Hodgkin und Huxley auf kurze Purkinje-Faserstücke anzuwenden. Da solche Gewebe jedoch verglichen mit dem Riesenaxon eine viel komplexere Struktur aufweisen und da die Methode nicht geeignet ist, die elektrischen Ladungsträger zu identifizieren, führten derartige Versuche in der Folgezeit auch zu mancherlei Fehlschlüssen. Ein Beispiel ist der Schrittmachermechanismus in Purkinje-Fasern, der jahrelang von Noble und Tsien [21] als Inaktivierung eines Kaliumauswärtsstroms interpretiert wurde, jedoch in neuerer Zeit aufgrund der Arbeiten von Di Francesco [8] der Aktivierung eines Natriumeinwärtsstroms zugeschrieben wird.

Einen wichtigen Markstein in der weiteren Entwicklung bedeutete sicher die Abgrenzung des langsamen Einwärtsstroms auch als Grundlage der sog. Slow response durch Reuter [24] und im Zusammenhang damit die Entdeckung der Kalziumantagonisten durch Fleckenstein [10]. Dem Spektrum der Antiarrhythmika wurde dadurch eine neue Facette eingefügt.

Die elektrophysiologische Arrhythmieforschung suchte nun auch generell mehr Bezug zur Klinik, indem z.B. Untersuchungen an ischämisch geschädigten Präparaten durchgeführt wurden. Durch Mehrfachableitungen

Prof. Dr. H. Antoni, Physiologisches Institut, Albert-Ludwigs-Univ., Hermann-Herder-Straße 7, D-7800 Freiburg

aus komplexen Präparaten gelang es dann der Arbeitsgruppe von Hoffman und Cranefield [28], Wiedereintrittsphänomene direkt aufzuzeigen und näher zu analysieren, eine Methode, die später durch die Studien von Allessie [1], Janse [14] u. a. zu einer gewissen Perfektion gebracht wurde. In Deutschland hatten damals schon eine Reihe von strebsamen jungen Kardiologen die Gelegenheit ergriffen, um mit Hilfe von Mikroelektroden klinisch relevante Fragestellungen zu bearbeiten – an ihrer Spitze Lüderitz und Mitarbeiter [19, 20]. Solche Versuche fanden ihre Entsprechung in den Ergebnissen der invasiven elektrophysiologischen Diagnostik beim Menschen.

Inzwischen hat sich die elektrophysiologische Grundlagenforschung in einer Richtung weiterentwickelt, die nur noch wenig Bezüge zur klinischen Praxis erkennen läßt. Das Studium enzymatisch disaggregierter Myozyten hat zwar methodisch zweifellos manche Vorteile gebracht. Gleichzeitig sind solche Systeme aber noch weiter vom natürlichen Organ entfernt als Vielfaserpräparate wie Papillarmuskeln und Purkinje-Fäden, und Rückschlüsse vom Myozyten auf das Herz sind – was die Herzrhythmusstörungen betrifft – noch unsicherer. Auch mit der Möglichkeit, Einzelkanalaktivität mit Hilfe von Patch-clamp-Elektroden zu registrieren, ist eine faszinierende neue Dimension der elektrophysiologischen Forschung eröffnet worden, die jedoch bisher ebenfalls keinen direkten Bezug zur Elektrophysiologie der Herzrhythmusstörungen aufweist. Möglicherweise werden solche Brücken demnächst dadurch geschlagen, daß es mit diesen Methoden gelingt, die Wirkungsweise von Antiarrhythmika noch genauer zu spezifizieren und zu differenzieren.

Grundlegende Aspekte aus heutiger Sicht

Fragt man sich, welche elektrophysiologischen Mechanismen aus heutiger Sicht wohl in erster Linie für Herzrhythmusstörungen des Menschen verantwortlich sind, so spielen bei den tachykarden Arrhythmien Wiedereintrittsphänomene im weitesten Sinne sicher eine dominierende Rolle. Dies ergibt sich aus vielerlei klinischen Detailbeobachtungen und aus den Ergebnissen programmierter Stimulation, die eine bemerkenswerte Analogie zu tierexperimentell gesicherten Wiedereintrittsphänomenen aufweisen [15].

Viele Befunde dieser Art lassen sich aus dem Verhalten von Refraktärzeit und Leitungsgeschwindigkeit gut verstehen: Eine Verkürzung der Refraktärzeit und eine Verringerung der Leitungsgeschwindigkeit begünstigen in der Regel den Wiedereintritt (vgl. Abb. 1). Im allgemeinen werden daher auch eine Verlängerung der Refraktärzeit und/oder eine Verbesserung der Leitungsgeschwindigkeit solchen Arrhythmien entgegenwirken. Es sind jedoch auch Bedingungen bekannt, wo gerade das Gegenteil der Fall ist und eine Verkürzung der Refraktärzeit den Wiedereintritt dadurch beendet, daß sie einen unidirektionalen Leitungsblock erst gar nicht entstehen läßt, oder

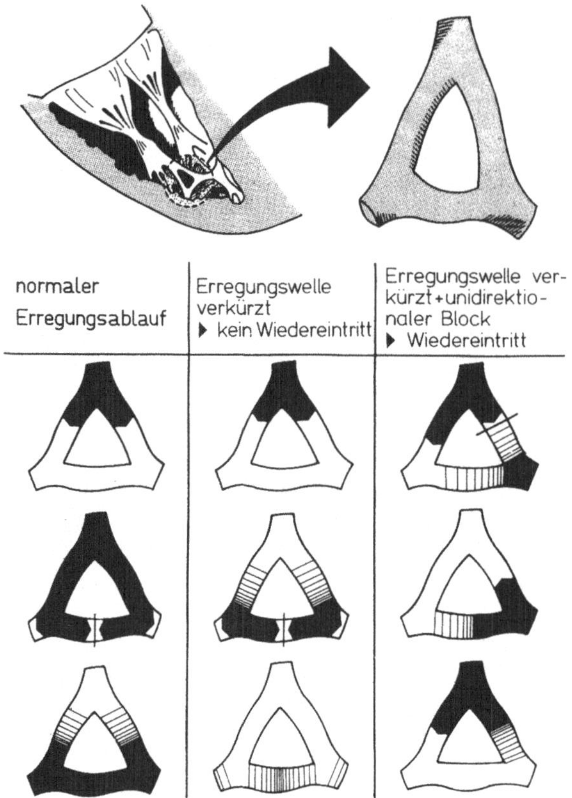

Abb. 1. Schema zur Erklärung der Entstehung von Wiedereintritt im Herzen. Als Modell dient eine Schleife aus dem Trabekelwerk der Kammermuskulatur bzw. des Erregungsleitungssystems. Die absolut bzw. relativ refraktären Zonen der Erregungswelle sind *schwarz* bzw. *gestrichelt* dargestellt. Beim normalen Erregungsablauf (*links*) entsteht kein Wiedereintritt, weil die Erregungsausbreitung beendet wird, indem die Fronten aufeinandertreffen und einander auslöschen. Dies ist auch bei stark verkürzter Erregungswelle der Fall (*Mitte*). Erst wenn bei inhomogener Erregbarkeit vorübergehend eine unidirektionale Leitungsblockierung auftritt, kann es zum Wiedereintritt kommen, vorausgesetzt, die Erregungswelle ist kürzer als die Leitungsbahn (*rechts*)

eine Verminderung der Leitungsgeschwindigkeit einen unidirektionalen Block in einen bidirektionalen verwandelt mit dem gleichen Effekt – einer Verhinderung des Wiedereintritts. Die Unterteilung der antiarrhythmischen Klasse-I-Wirkung von Vaughan Williams [27] im Hinblick auf die gleichzeitige Beeinflussung der Refraktärzeit ist vor diesem Hintergrund einleuchtend. Ferner versteht man, daß derartige Substanzen mitunter auch proarrhythmische Wirkungen entfalten können, je nach Konstellation der speziellen Bedingungen.

Als Mechanismus von Extrasystolen und tachykarden Herzrhythmusstörungen wird neben dem Wiedereintritt oft auch die sog. getriggerte Aktivität aufgrund von frühen bzw. späten Nachdepolarisationen diskutiert [5]

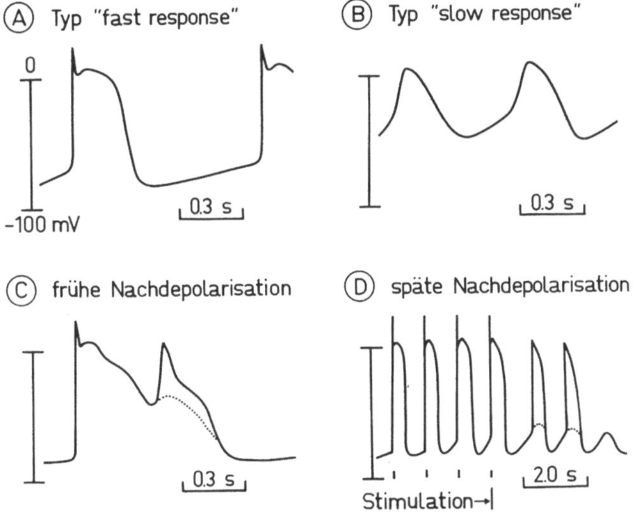

Abb. 2 A–D. Formen regulärer (**A, B**) und abnormer (**C, D**) Automatie im Herzen. **A** Typische Automatieform im ventrikulären Erregungsleitungssystem. Die Aktionspotential-Auslösung erfolgt bei hohem (stark negativem) Membranpotential und beruht auf einer Aktivierung des schnellen Na^+-Einwärtsstroms, daher die Bezeichnung „fast response". **B** Typische Automatieform des Sinusknotens bzw. AV-Knotens. Die Erregungsauslösung erfolgt auf niedrigem Potentialniveau und beruht auf einer Aktivierung des langsamen Ca^{++}-(Na^+)-Einwärtsstroms („slow response"). **C** Erregungsauslösung durch negative Nachpotentiale während der frühen Repolarisationsphase. Auf dem Niveau der Nachdepolarisation können eine oder mehrere Erregungen ausgelöst werden. **D** Späte Nachdepolarisationen als Automatieursache. Die ersten 4 Aktionspotentiale wurden durch Reizung ausgelöst. Frequente Reizung begünstigt diese Form von Automatie

(vgl. Abb. 2), dies besonders dann, wenn nach frequenter Stimulation ("overdrive") die Störung verstärkt in Erscheinung tritt. Dabei stützt man sich auf Befunde an isolierten perfundierten Präparaten. Am Herzen in situ kommt allerdings hinzu, daß frequente Stimulation meist auch die Blutversorgung und damit die metabolische Situation verschlechtert, was sich natürlich auch im Sinne einer Begünstigung des Wiedereintritts auswirken kann, ohne daß getriggerte Aktivität vorliegt. Wahrscheinlich ist die getriggerte Aktivität aufgrund von späten Nachdepolarisationen beim Menschen ohnehin viel seltener, als es die tierexperimentellen Befunde vermuten lassen, die unter sehr speziellen und z.T. extremen Bedingungen gewonnen wurden.

Was die Rolle einer gesteigerten Automatie von regulären oder ektopischen Zentren bei der Arrhythmogenese betrifft, so dürfte ihnen vor allem bei kurzdauernden und flüchtigen tachykarden Störungen eine Bedeutung zukommen. Gefährlich sind solche Arrhythmien, weil sie leicht die Voraussetzungen für den Wiedereintritt schaffen und maligne Tachyarrhythmien in Gang setzen können. Als automatiefördernde Einflüsse wirken natürlich in erster Linie die Katecholamine, die jede Art von Automatie stimulieren (Abb. 3), ferner – vor allem im ventrikulären Erregungsleitungssystem –

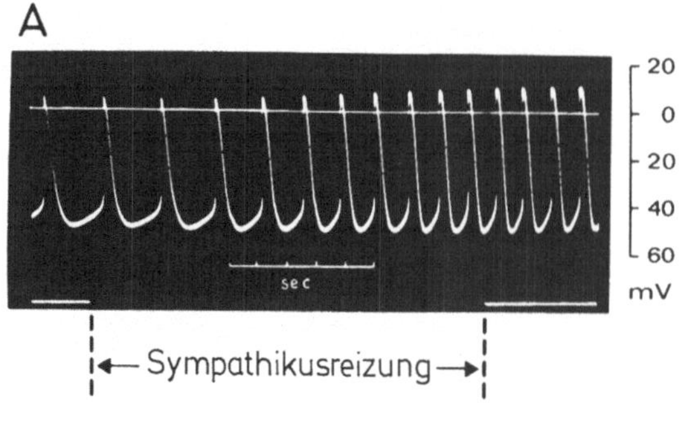

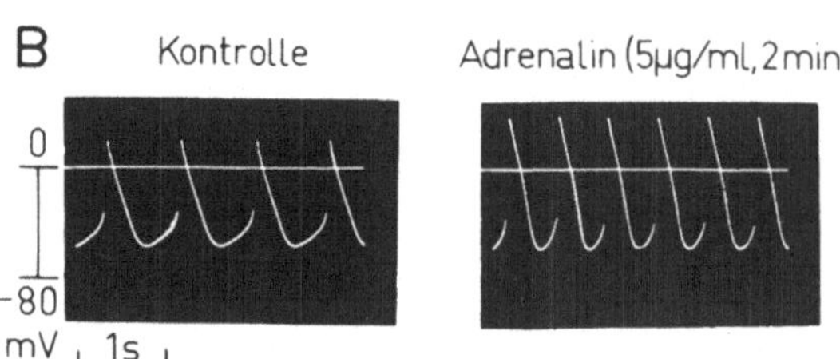

Abb. 3 A, B. Einfluß von Sympathikusreizung bzw. Gabe von Adrenalin auf die Erregungsbildung in verschiedenen Automatiezentren. **A** Intrazelluläre Ableitung vom Sinus venosus des Froschherzens. (Aus Hutter u. Trautwein, 1956; J Gen Physiol *39*, 715). **B** Intrazelluläre Ableitung vom Purkinje-Faden des Rhesusaffen

jede nicht zu starke Depolarisation, sofern sie nicht gleichzeitig mit einer Erhöhung der Kaliumleitfähigkeit einhergeht [2]. Von praktischer Bedeutung sind dabei Hypokaliämie, mechanische Dehnung und elektrotonische Depolarisation, z. B. durch den Verletzungsstrom im Randbezirk eines Infarktes, nicht dagegen Depolarisation bei Hyperkaliämie, bei der die Kaliumleitfähigkeit erhöht ist und daher die Automatie gehemmt wird.

Diese Zusammenhänge sind teilweise schon länger bekannt, wenngleich sie in ihrer praktischen Bedeutung oft nicht richtig eingeschätzt werden. Nicht jeder experimentelle Befund hat auch klinische Relevanz, und ein isolierter Papillarmuskel ist immer nur bedingt repräsentativ für das ganze durchblutete Herz in situ. Dies gilt es auch zu bedenken, wenn wir nun noch einige Auswirkungen der Ischämie auf die Elektrophysiologie des Herzens betrachten.

Elektrophysiologische Befunde bei Ischämie

Im Vordergrund der Überlegungen standen bisher meist die wechselseitigen Effekte des extrazellulären K^+-Anstiegs, der Katecholaminfreisetzung und der Azidose. Mehrere Untersucher haben gefunden, daß bei Koronarokklusion die extrazelluläre K^+-Konzentration im Ischämiebezirk zuerst rasch auf 12–17 mmol/l ansteigt, dann etwa 20–30 min gleich bleibt und danach weiter zunimmt. Die Anreicherung von H^+-Ionen erfolgt dagegen kontinuierlich und erreicht nach ca. 50 min einen Sättigungswert bei einem pH-Wert von ca. 5,8 [11, 17]. Schon in den ersten Minuten erfolgt auch eine

Freisetzung von Noradrenalin, die wahrscheinlich für die erste Arrhythmie-phase mit einem Höhepunkt nach 5 min verantwortlich ist (I a-Phase nach Meesmann, vgl. [12]).

Noch weitgehend ungeklärt scheint bis heute die Frage, weshalb diese Arrhythmiephase dann wieder abklingt und nach ca. 20–25 min eine zweite Periode (I b) einsetzt, die wiederum nur begrenzte Zeit andauert. Hier können evtl. Befunde aus der Arbeitsgruppe von Coraboeuf [4] weiterhelfen. Diese Autoren konnten zeigen, daß Azidose zwar die reguläre Purkinje-Faser-Automatie hemmt, jedoch frühe Nachdepolarisationen induziert, wie sie in Abb. 2 dargestellt sind. Diese werden dann ihrerseits wiederum durch Erhöhung der extrazellulären K^+-Konzentration gehemmt. Es wäre nun zu prüfen, ob die zunehmende Säuerung im Ischämiebezirk nach Erreichen des K^+-Plateaus diese Veränderungen in Gang setzt und der spätere K^+-Anstieg sie dann wieder unterdrückt.

Eine andere oder zusätzliche Erklärung der zweiten Arrhythmiephase könnte in den Auswirkungen des Verletzungsstroms im Randbezirk des In-farktareals liegen, der mit der Demarkierung des Infarktbezirks abklingt [13]. Wiedereintrittsarrhythmien könnten bei starker Azidose auch dadurch begünstigt werden, daß die Säuerung auf zweierlei Weise die Leitungsge-schwindigkeit reduziert:

1. durch eine vom Membranpotential unabhängige Reduzierung des schnellen Natriumeinwärtsstroms [16]
2. durch eine Erhöhung des inneren Längswiderstands [7].

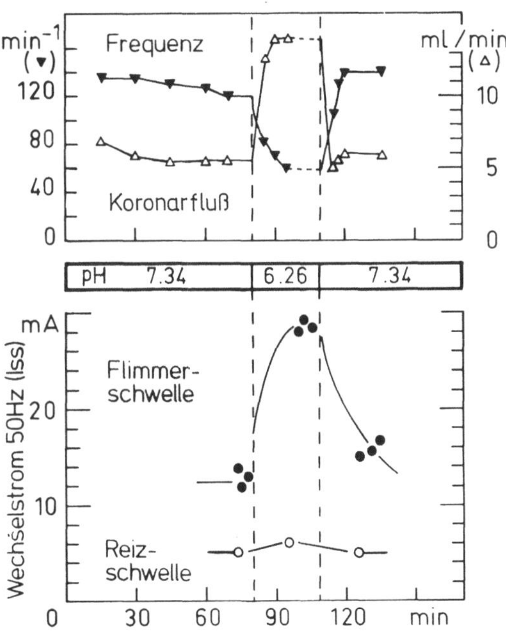

Abb. 4. Einfluß von Azidose auf die elektrische Flimmerschwelle und einige andere Parameter des isolierten perfundierten Meer-schweinchenherzens. Auswertung eines Einzelversuchs. Die Reiz-schwelle wurde ebenso wie die Flimmerschwelle mit 50 Hz Wech-selstrom bestimmt. Beim Umschal-ten von pH 7,34 auf 6,26 zeigt sich ein Anstieg der Flimmerschwelle um 130%. Die Reizschwelle steigt demgegenüber nur um 18%. Der Koronardurchstrom nimmt bei Azidose erheblich zu; die spontane Schlagfrequenz nimmt ab

Da jedoch Azidose gleichzeitig die Refraktärzeit verlängert, braucht die Flimmerbereitschaft des Herzens unter Azidose nicht anzusteigen. Beim isolierten perfundierten Herzen erhöht Azidose sogar die Flimmerschwelle beträchtlich (Abb. 4) [18].

Bedeutung der inhomogenen Repolarisation

Die eigentliche Gefahr bei der Ischämie des Herzens besteht natürlich im Auftreten von Herzkammerflimmern, wenn man von der kontraktilen Insuffizienz als Folge einer sehr ausgedehnten Ischämie absieht. Dabei hängt der Grad der Gefährdung nach den heutigen Vorstellungen entscheidend von dem Ausmaß an Inhomogenität der Erregbarkeit speziell in der Repolarisationsphase ab. Allerdings gibt es bisher kaum Versuche, diese Inhomogenität zu quantifizieren – außer den mehr indirekten Verfahren, z. B. der Bestimmung der elektrischen Flimmerschwelle [2]. Die Erregungsrückbildung im EKG könnte gewisse Hinweise geben, wenn sich dabei nicht ein Großteil der Potentialdifferenzen gegenseitig kompensieren würde.

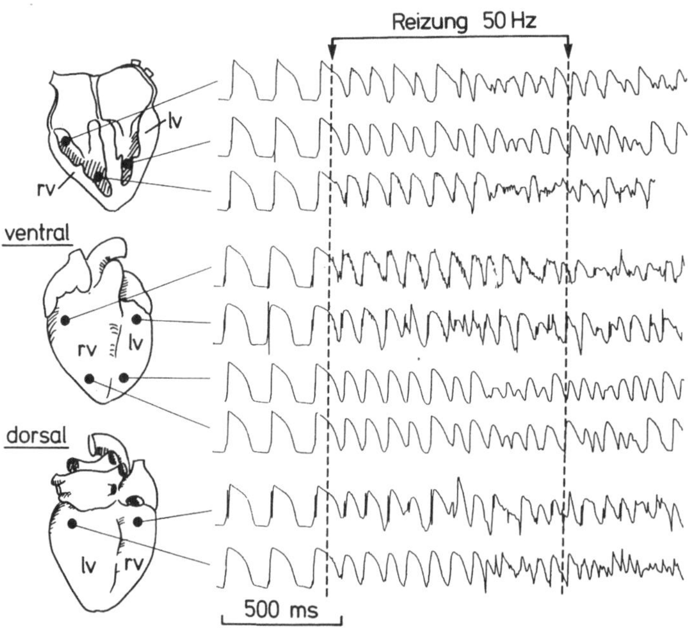

Abb. 5. Synchronregistrierung monophasischer Aktionspotentiale (MAP) von 9 verschiedenen Regionen des Meerschweinchenherzens (*rv* rechtsventrikulär, *lv* linksventrikulär). Zur Ableitung dienten Mikrosogelektroden mit 0,5 mm Spitzendurchmesser. Bei Reizung mit 50 Hz Wechselstrom entstehen Unregelmäßigkeiten der Schlagfolge und der MAP-Form, die eine verstärkte Inhomogenität zur Folge haben (vgl. Abb. 6). Nach Reizende dauert die Flimmerarrhythmie an

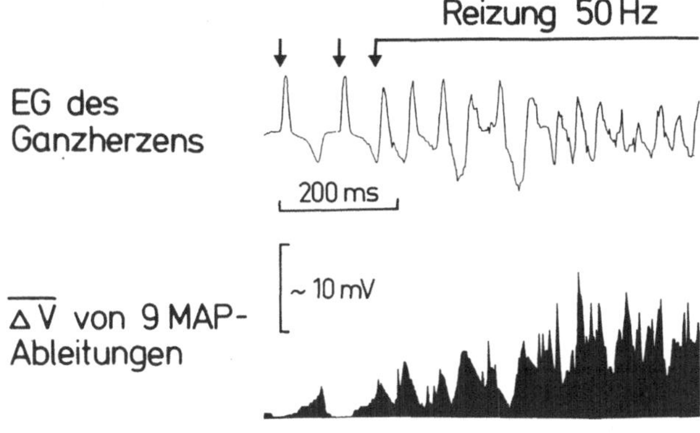

Abb. 6. Inhomogenität im Erregungsablauf des Herzens bei normaler Aktivität und beim Übergang in Kammerflimmern. Dargestellt sind *oben* das Elektrogramm (*EG*) des Ganzherzens und *unten* die maximalen Potentialdifferenzen zwischen 9 MAP-Ableitungen (vgl. Abb. 5). Nach 2 Normalaktionen (*Pfeile*) wurde mit der 50 Hz-Reizung begonnen, die über 3–5 rasch aufeinanderfolgende Extrasystolen zum Flimmern führte. Die stufenweise ansteigende Inhomogenität ist in der unteren Darstellung gut zu erkennen

Um in dieser Richtung etwas weiter zu kommen, haben wir gezielte Untersuchungen mit Mehrfachableitungen über Mikrosogelektroden am isolierten perfundierten Meerschweinchenherzen durchgeführt (Abb. 5) [22, 23]. Dabei wurde zunächst die Sequenz der normalen Erregungsausbreitung und Rückbildung studiert. Wie schon von größeren Säugetierherzen bekannt ist, zeigte sich, daß die subendokardial abgeleiteten Aktionspotentiale im Mittel eine längere Dauer aufweisen als die subepikardialen. Auf diese Weise wird die Inhomogenität teilweise kompensiert, die während der Erregungsausbreitung von innen nach außen entstanden ist. Was somit bei normaler Erregungsausbreitung die Inhomogenität reduziert, wirkt sich dann allerdings bei veränderter Ausbreitung, z. B. von außen nach innen, verstärkend auf die Inhomogenität aus.

Ein gewisses Maß für die Inhomogenität ergibt sich, wenn man die maximalen Potential- und Zeitdifferenzen von Aktionspotentialen aus verschiedenen Regionen auswertet. Es zeigt sich dann, daß z. B. bei 50 Hz Wechselstromreizung die Inhomogenität während gehäuft auftretender Extrasystolen zunimmt und mit dem Übergang in Kammerflimmern noch einmal zusätzlich ansteigt (Abb. 6). Umgekehrt kann einer spontanen Defibrillation eine Verminderung der so quantifizierten Inhomogenität vorausgehen. Wir stehen mit diesen Untersuchungen erst am Anfang, hoffen jedoch, daß es uns gelingt, dem Ziel einer Quantifizierung der Repolarisationsinhomogenität einen Schritt näher zu kommen.

Literatur

1. Allessie MA, Bonke FIM, Schopman FJG (1973) Circus movement in atrial rabbit muscle as a mechanism of tachycardia. Circ Res 33:54–62
2. Antoni H (1979) What is measured by the so-called threshold for fibrillation? Progress in Pharmacology Vol 2/4:5–12
3. Antoni H (1986) Pathophysiologie der Herzrhythmusstörungen. In: Naumann d'Alnoncourt C (Hrsg): Herzrhythmusstörungen – Invasive Diagnostik und Elektrotherapie. Springer, Berlin Heidelberg New York, S 3–15
4. Coraboeuf E, Deroubaix E, Coulombe A (1980) Acidosis-induced abnormal repolarisation and repetitive activity in isolated dog Purkinje fibres. J Physiol (Paris) 76:97–106

5. Cranefield PF (1975) The conduction of the cardiac impulse. Futura Publishing Co, Mount Kisco, NY
6. Deck KA, Trautwein W (1964) Ionic currents in cardiac excitation. Pflügers Arch 280:63–80
7. De Mello WC (1980) Influence of intracellular injection of H^+ on the electrical coupling in cardiac Purkinje fibres. Cell Biol Int Rep 4:51–57
8. Di Francesco D (1981) A new interpretation of the pacemaker current i_{K2} in Purkinje fibres. J Physiol 314:359–376
9. Engstfeld G, Antoni H, Fleckenstein A (1961) Die Restitution der Erregungsfortleitung und Kontraktionskraft des K^+-gelähmten Frosch- und Säugetiermyokards durch Adrenalin. Pflügers Arch 273:145–163
10. Fleckenstein A (1967) Stoffwechselprobleme bei der Myokardinsuffizienz. Verh Dtsch Ges Path 51:15–29
11. Hirche HJ, Franz CR, Bös L, Bissig R, Lang R, Schramm M (1980) Myocardial extracellular K^+ and H^+ increase and noradrenaline release as possible cause of early arrhythmias following acute coronary artery occlusion in pigs. J Mol Cell Cardiol 12:579–593
12. Horacek T, Neumann M, Mutius SV, Budden M, Meesmann W (1984) Nonhomogeneous electrophysiological changes and the bimodal distribution of early ventricular arrhythmias during acute coronary artery occlusion. Basic Res Cardiol 79:649–667
13. Janse MJ, Van Capelle FJL, Morsink H, Kleber AG, Wilms-Schopman FJG, Cardinal R, Naumann D'Alnoncourt C, Durrer D (1980) Flow of injury current and patterns of excitation during early ventricular arrhythmias in acute regional myocardial ischemia in isolated porcine and canine hearts. Circ Res 47:151–165
14. Janse MJ, Kleber AG (1981) Electrophysiological changes and ventricular arrhythmias in the early phase of regional myocardial ischemia. Circ Res 49:1078–1081
15. Josephson ME, Almendral JM, Buxton AE, Marchlinski FE (1987) Mechanisms of ventricular tachycardia. Circulation [Suppl III] 75:41–47
16. Kagiyama Y, Hill HL, Gettes LS (1980) Interaction of acidosis and increased extracellular potassium on action potential characteristics and conduction in guinea pig ventricular muscle. Circ Res 51:614–623
17. Kleber AG (1984) Extracellular potassium accumulation in acute myocardial ischemia. J Mol Cell Cardiol 16:389–394
18. Langenfeld H, Antoni H (1986) Does acidosis or alkalosis influence the ventricular fibrillation threshold? In: Furlanetto et al. (ed) The new frontiers of arrhythmias vol II/1. p 105–107
19. Lüderitz B, Bolte HD (1970) Zur kardialen Wirkung von Glukagon. Elektrophysiologische Messungen am Papillarmuskel des Herzens. Z Kreislaufforsch 60:130–135
20. Lüderitz B, Bolte HD, Steinbeck G (1971) Einzelfaserpotentiale und celluläre Kaliumkonzentrationen des Ventrikelmyokards bei chronischem Kaliummangel. Klin Wochenschr 49:369–371
21. Noble D, Tsien RW (1968) The kinetics and rectifier properties of the slow potassium current in cardiac Purkinje fibres. J Physiol 195:185–214
22. Peter KH. Dissertation (Freiburg i. Br.) in Vorbereitung
23. Platz KP, Haverkampf K, Eickhorn R, Antoni H (1985) Regional inhomogeneity in the state of cardiac repolarisation resulting from differences in the sequence of activation and from the time course of monophasic action potential. Pflügers Arch [Suppl 2] 405:R 14
24. Reuter H (1967) The dependence of slow inward current in Purkinje fibres on the extracellular calcium concentration. J Physiol 192:479–492
25. Trautwein W (1963) Generation and conduction of impulses in the heart as affected by drugs. Pharmacol Rev 15:277–332
26. Vaughan Williams EM, Szekeres L (1961) A comparison of tests for antifibrillatory action. Br J Pharmacol 17:424–432
27. Vaughan Williams EM (1984) Subgroups of class I antiarrhythmic drugs. Eur Heart J 5:96–98
28. Wit AL, Cranefield PF, Hoffman BF (1972) Slow conduction and reentry in the ventricular conducting system. Circ Res 30:11–22

Quantitative Beschreibung der „use dependence" von Klasse-I-Antiarrhythmika

J. Weirich

Einleitung

Antiarrhythmika können aufgrund ihrer Wirkungen auf die elektrische Aktivität des Herzmuskelgewebes nach einer Einteilung von Vaughan Williams [15] den Klassen I–IV zugeordnet werden. Das Hauptmerkmal der Klasse-I-Antiarrhythmika ist eine Verminderung der maximalen Aufstrichsgeschwindigkeit ($\dot{V}_{max}$) des Aktionspotentials. Die daraus resultierende Verminderung in der Erregbarkeit trägt nach gegenwärtiger Sicht hauptsächlich zum antiarrhythmischen Effekt bei [13]. Diese Wirkung ist typischerweise frequenzabhängig [2, 4, 7, 10]. Sie wird der Blockierung schneller Natriumkanäle durch das Antiarrhythmikum zugeschrieben [6, 8, 12].

In diesem Beitrag werden anhand eines einfachen Modells die Grundprinzipien der frequenzabhängigen Blockierung schneller Natriumkanäle durch Klasse-I-Antiarrhythmika aufgezeigt. Mit Hilfe des Modells kann, wie hier am Beispiel einer neueren antiarrhythmisch wirksamen Substanz (Nicainoprol) nachgewiesen wird, der frequenzabhängige Effekt auf $\dot{V}_{max}$ des Aktionspotentials quantitativ nachvollzogen werden [17]. Gleichfalls können auf der Grundlage des Modells die frequenzabhängigen Effekte von Antiarrhythmika der Unterklassen I a, I b und I c quantitativ miteinander verglichen werden.

Modell

Im folgenden Modell wird davon ausgegangen, daß der Blockierung schneller Natriumkanäle durch ein Klasse-I-Antiarrhythmikum eine Anlagerung des Antiarrhythmikummoleküls an einen im Kanalinneren gelegenen Rezeptor zugrunde liegt [9]. Da die Affinität des Rezeptors spannungsabhängig ist [8, 11], ergibt sich eine sog. use dependence in der Antiarrhythmikumwirkung; denn die Änderung der Affinität mit der Membranspannung erfolgt in der Weise, daß unter Depolarisation, z. B. während eines Aktionspotentials (AP), die Affinität des Rezeptors und als Folge davon die Zahl der besetzten Rezeptoren (= blockierte Kanäle) zunimmt. Nach dem Massenwirkungsgesetz sind die Equilibria ($b_{d\infty}$ und $b_{r\infty}$) der Ka-

Dr. J. Weirich, Physiologisches Institut, Albert-Ludwigs-Univ., Hermann-Herder-Str. 7, D-7800 Freiburg

nalblockierung, die sich während langer Depolarisation (d) bzw. anhalten-
dem Ruhemembranpotential (r) einstellen, Funktionen der Antiar-
rhythmikumkonzentration [B] und der spannungsabhängigen Dissozia-
tionskonstanten K_D:

$$b_{d\infty} = \frac{1}{1 + K_{Dd}/[B]}\,; \quad b_{r\infty} = \frac{1}{1 + K_{Dr}/[B]}\,. \tag{1 a, b}$$

Diese spannungsabhängigen Steady-state-Werte werden ausgehend vom
aktuellen Block entlang eines exponentiellen Zeitverlaufs angestrebt. Dies
geschieht während des Aktionspotentials mit der Zeitkonstanten τ_{on}, während des diastolischen Intervalls mit der Zeitkonstanten τ_{rec} (Abb. 1).

Aus der bisher beschriebenen „use dependence" kann, wie aus Abb. 1
weiter hervorgeht, auch die Frequenzabhängigkeit („frequency dependence") des Antiarrhythmikumeffekts abgeleitet werden. Unter frequenter
Stimulation des Herzmuskelgewebes erfolgt während der Aktionspotentiale
(t_d = Aktionspotentialdauer) die Bindung an den jetzt hochaffinen Rezeptor
mit der Zeitkonstanten τ_{on}. Während der diastolischen Intervalle (t_r) löst
sich die Substanz vom nun niederaffinen Rezeptor mit der Zeitkonstanten
τ_{rec}. Ist das diastolische Intervall kürzer als das 4fache der Zeitkonstanten
τ_{rec}, so verbleibt am Ende des diastolischen Intervalls eine Restblockade,
die mit jedem weiteren Schlag zunimmt, bis im Steady state (b_∞ (f)) die Zunahme des Blocks während des Aktionspotentials gleich der Abnahme des
Blocks während des diastolischen Intervalls ist. Der frequenzabhängige
Block (b_n (f)) am Ende des diastolischen Intervalls des n-ten Schlages kann
durch eine monoexponentielle Funktion beschrieben werden mit der Glei-
chung

$$b_n(f) = b_\infty \cdot (f) - [b_\infty(f) - b_{r\infty}] \cdot \exp(-n\, r_{beat}(f)) \tag{2}$$

deren Raten-Konstante r_{beat} (f) $[AP^{-1}]$ und Steady-state-Wert b_∞ (f) mit

$$r_{beat}(f) = t_d/\tau_{on} + t_r(f)/\tau_{rec} \tag{3}$$

und

$$b_\infty(f) = \frac{b_{d\infty} \cdot [1 - \exp(-t_d/\tau_{on})] \cdot \exp(-t_r(f)/\tau_{rec}) + b_{r\infty} \cdot [1 - \exp(-t_r(f)/\tau_{rec})]}{1 - \exp(-r_{beat}(f))} \tag{4}$$

angegeben werden können. Die reduzierte maximale Aufstrichgeschwindigkeit ($\dot{V}_{max}{}^*$) errechnet sich aus

$$\dot{V}_{max}{}^* = \dot{V}_{max0} \cdot (1 - b),$$

wobei $\dot{V}_{max0}$ der maximalen Aufstrichgeschwindigkeit unter Kontrollbe-
dingungen und b dem jeweiligen Block entspricht.

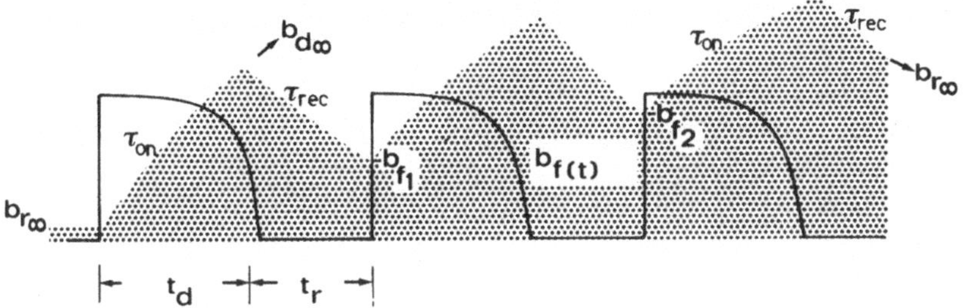

Abb. 1. Schematische Darstellung der frequenzabhängigen Blockade (*punktiert*) durch ein Klasse-I-Antiarrhythmikum unter frequenter Auslösung von Aktionspotentialen (Erklärung der Symbole s. Text)

Quantitative Analyse

Grundvoraussetzung für die quantitative Analyse der frequenzabhängigen Wirkung eines Antiarrhythmikums auf der Grundlage unseres Modells ist ein experimentell gesicherter exponentieller Verlauf der frequenzabhängigen $\dot{V}_{max}$-Reduktion (s. Gl. 2). Im Falle des von uns geprüften Antiarrhythmikums, Nicainoprol ($3,3 \cdot 10^{-6}$ M), war diese Voraussetzung in Experimenten am Papillarmuskel des Meerschweinchenherzens bei allen untersuchten Frequenzen (0,2, 0,5 und 1,0 Hz) gegeben (Abb. 2 und Tabelle 1). Zur weiteren Analyse sind dann allein der Steady-state-Wert (b_∞ (f)) und die Onset-Rate (r_{beat} [AP^{-1}]) der frequenzabhängigen $\dot{V}_{max}$-Reduktion bei einer beliebigen Stimulationsfrequenz und die Zeitkonstante der Erholung vom Block, τ_{rec}, erforderlich. In unserem Beispiel wurden die bei Stimulation mit 0,5 Hz erhobenen Daten verwandt. Aus r_{beat} und τ_{rec} ($=48,4$ s) [17] kann dann unter Anwendung der Gl. 3 die Zeitkonstante τ_{on} errechnet werden ($t_d = 0,3$ s). Danach ergibt sich für Nicainoprol mit $\tau_{on} = 8$ s eine zwar langsame Entwicklung des Use-dependent-Blocks während des Aktionspotentials, aber mit $\tau_{rec} = 48,4$ s eine etwa 6mal langsamere Rückbildung des Blocks während des diastolischen Intervalls. Eine frequenzabhängige Blockade muß daher schon bei sehr niedrigen Frequenzen erwartet werden (Abb. 3). Nach Einsetzen von b_∞ (f), τ_{on} und τ_{rec} in Gl. 4 errechnet sich für die Bindung an den hochaffinen Rezeptorzustand während des Aktionspotentials der Steady-state-Wert mit $b_{d\infty} = 0,23$, d. h. 23% der Natriumkanäle sind blockiert. Der frequenzabhängige Block b_∞ (f) nähert sich diesem Wert bei höheren Frequenzen an, da t_r/τ_{rec} dann gegen 0 strebt (s. Gl. 4). Für Nicainoprol ist dies bei einer Frequenz von etwa 180/min der Fall (Abb. 3).

Aus den Steady-state-Werten, $b_{r\infty}$ ($\approx 1\%$) und $b_{d\infty}$ ($=23\%$) errechnet sich mit Hilfe der Gl. 1a, b für die Bindung an den hochaffinen Rezeptorzustand der K_{Dd}-Wert zu $1,15 \cdot 10^{-5}$ M bzw. für die Bindung an den niederaffinen Rezeptorzustand der K_{Dr}-Wert zu $3 \cdot 10^{-4}$ M. Der so berechnete K_D-Shift zusammen mit den beiden Zeitkonstanten τ_{on} und τ_{rec} genügt, um auf der Grundlage des Modells die experimentellen Befunde zur Nicainoprol-

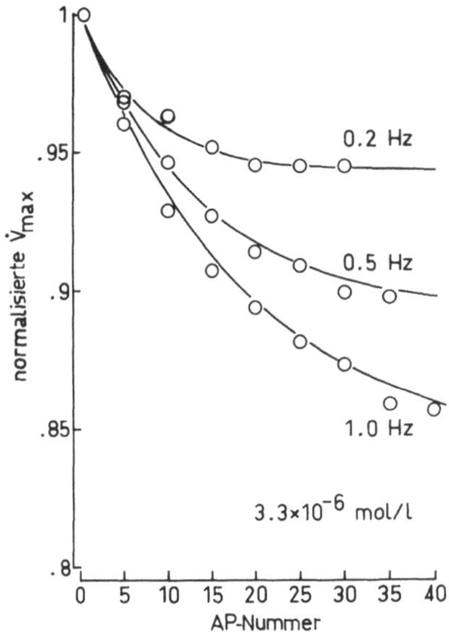

Abb. 2. Berechnete (*durchgezogenen Kurven*) und experimentell beobachtete (*Symbole*) Daten zur frequenzabhängigen $\dot{V}_{max}$-Reduktion unter der Einwirkung von Nicainoprol ($3,3 \cdot 10^{-6}$ M) bei Stimulationsraten von 0,2, 0,5 und 1,0 Hz ($n = 4$). Die Modellberechnungen erfolgten auf der Basis der bei 0,5 Hz experimentell gewonnenen Daten ($b_{r\infty} = 1\%$, $b_{d\infty} = 23\%$, $\tau_{on} = 8,0$ s und $\tau_{rec} = 48,4$ s)

Tabelle 1. Onset-Raten ($\tau_{beat}(f) = 1/r_{beat}$ (f)) und Steady-state-Werte ($b_{\infty}(f)$) des frequenzabhängigen Blocks unter der Einwirkung von Nicainoprol. Die Werte in Klammern resultieren aus Modellberechnungen auf der Grundlage der experimentellen Daten, ermittelt bei der Stimulationsrate von 0,5 Hz

Nicainoprol		$3,3 \cdot 10^{-6}$ M
f [Hz]	τ_{beat} (f) [AP]	b_{∞} (f) [%]
0,2	7,82±2,35	5,70±0,30
	(7,48)	(5,69)
0,5	13,92±1,24	10,80±0,70
	(13,82)	(10,84)
1,0	19,00±2,75	16,20±2,40
	(19,06)	(16,01)

Mittelwerte ± SD ($n = 4$)

wirkung auf den schnellen Natriumeinstrom in quantitativer Weise nachzuvollziehen (Abb. 2 und Tabelle 1).

In gleicher Weise haben wir die frequenzabhängige Wirkung verschiedener Klasse-I-Antiarrhythmika auf der Grundlage von Daten, die von Campbell [2] erhoben wurden, analysiert (Tabelle 2). Die Dosierung der Antiarrhythmika wurde in diesen Untersuchungen so gewählt, daß sich unter der Stimulationsrate von 3,3 Hz jeweils eine frequenzabhängige Blockade von ca. 50% ergab. Unter der Einwirkung von Substanzen der Unterklasse Ic zeigt sich dabei ausnahmslos sowohl eine langsame Entwicklung (τ_{on}) als auch eine langsame Rückbildung (τ_{rec}) des Use-dependent-Blocks. Im

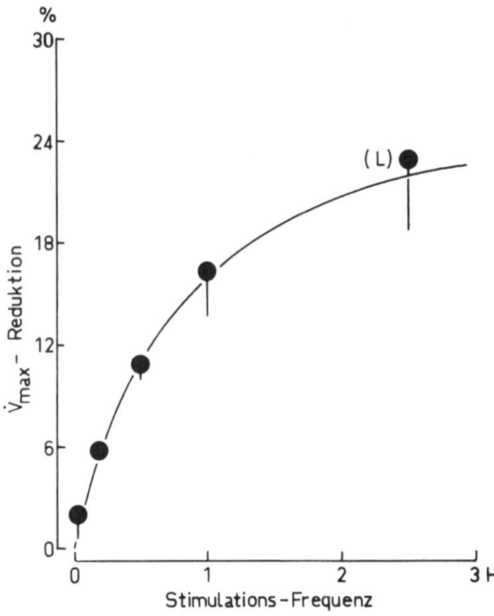

Abb. 3. Beziehung zwischen der frequenzabhängigen $\dot{V}_{max}$-Reduktion (b_∞ (f)) und der Stimulationsfrequenz unter der Einwirkung von $3,3 \cdot 10^{-6}$ M Nicainoprol (n = 4). Der mit (L) markierte Wert wurde aus der QRS- Verlängerung im isolierten Langendorff-Herzen abgeleitet. Die durchgezogene Kurve wurde berechnet auf der Grundlage von Gl. 4

Tabelle 2. Modellberechnungen zu Kinetik und Steady-state-Werten des Use-dependent-Blocks unter der Einwirkung verschiedener Klasse-I-Antiarrhythmika. Die Berechnungen erfolgten auf der Grundlage der Daten aus Untersuchungen von Campbell [2]. Mit b_{ap} ist der Block am Ende eines nach Ruhebedingungen ausgelösten Aktionspotentials angegeben. ISI = 0,3 s; APD = 0,175 s

		Experimentelle Daten				Errechnete Werte			
Klasse	Substanz (μM)	b_∞ (f) [%]	$b_{r\infty}$ [%]	r_{beat} [AP^{-1}]	τ_{rec} [s]	τ_{on} [s]	$b_{d\infty}$ [%]	b_{ap} [%]	K_{Dd} [μM]
Ic	Lorcainid (2)	45,0	4,8	0,022	13,2	14,0	84,2	1,0	0,4
	Encainid (3)	50,0	0	0,025	20,3	9,3	66,5	1,2	2
	Flecainid (5)	50,7	4,8	0,029	15,5	8,4	75,3	1,6	2
Ia	Procainamid (180)	41,0	(0)	0,055	6,3[a]	5,0	64,8	2,2	98
	Chinidin (20)	52,5	(0)	0,068	4,7[a]	4,2	87,4	3,5	3
	Disopyramid (100)	50,9	(0)	0,113	12,2	1,7	75,9	7,4	32
Ib	Tocainid (250)	35,0[b]	(0)	0,33[b]	0,55[b]	1,7	$\approx$100	12,3	>3
	Mexiletin (20)	49,2	14,5	>0,6	0,47	<0,24	92,5	48,1	>2
	Lidocain (200)	40,4	(0)	>0,6	0,2[a]	<0,2	$\approx$100	58,6	>2

[a] Varro et al. 1985　　　[b] Courtney 1983

Gegensatz dazu erfolgt unter der Einwirkung von Substanzen der Klasse I b
eine schnelle Blockierung wie auch eine schnelle Erholung vom Block. Die
Substanzen der Klasse I a nehmen eine Mittelstellung ein. Dies hat zur Folge, daß der Use-dependent-Block (b_{ap}) nach Ende eines nach einer Ruhe-
pause ausgelösten Aktionspotentials bei I b-Substanzen schon bis zu 60%
beträgt, während bei den I c-Substanzen dieser Block nur etwa 1% aus-
macht. Damit könnte die aktionspotentialdauerverkürzende Wirkung der
Klasse-I b-Antiarrhythmika erklärt werden, da eine möglicherweise bestehende Restleitfähigkeit der Natriumkanäle während des Aktionspotentials
[1] durch I b-Substanzen stärker blockiert würde.

Schlußfolgerungen

1. Mit nur zwei experimentellen Messungen ($\dot{V}_{max}$-Reduktion unter einer
   beliebigen Stimulationsfrequenz und Zeitkonstante für die Rückbildung
   dieser Reduktion unter Ruhebedingungen) können auf der Grundlage
   des vorgestellten Modells sowohl die Dissoziations- als auch die Zeitkonstante für die Bindung eines Klasse-I-Antiarrhythmikums an Natriumkanäle ermittelt werden. Mit Hilfe dieser Parameter kann dann die Frequenzabhängigkeit der Antiarrhythmikumwirkung in quantitativer Weise beschrieben werden.
2. Das Modell bietet somit eine theoretische Grundlage für die von vielen
   Autoren experimentell bestätigte exponentielle Zunahme des Antiarrhythmikumeffekts unter frequenter Stimulation. Dies ist von besonde-
   rem Interesse, da die Kinetik dieses exponentiellen Verlaufs als weiteres
   wichtiges Kriterium für die Einteilung in die Untergruppen I a, I b und I c
   verwandt werden kann [3, 16].
3. Auf der Basis des Modells können Antiarrhythmika hinsichtlich ihrer frequenzabhängigen Wirkung in umfassender Weise miteinander verglichen
   werden. Es kann sowohl die Kinetik, mit der die frequenzabhängige Wirkung einsetzt, als auch der Frequenzbereich, in dem eine frequenzabhängige Wirkungsverstärkung zu erwarten ist, genau bestimmt werden. Hierbei können sich Hinweise auf eine besondere Eignung zur Therapie bestimmter Arrhythmieformen ergeben.
4. Ebenso kann der optimale Konzentrationsbereich abgeschätzt werden, in
   dem eine starke frequenzabhängige Wirkung auf schnelle Arrhythmieformen bei noch geringer Beeinflussung der normalen Herzaktion zu erwarten ist.

Literatur

1. Attwell D, Cohen I, Eisner D, Ohba M, Ojeda C (1980) The steady-state TTX-sensitive („window") sodium current in cardiac Purkinje fibres. Pflügers Arch 379: 137–142
2. Campbell TJ (1983 a) Importance of physico-chemical properties in determining the kinetics of the effects of class I antiarrhythmic drugs on maximum rate of depolarization in guinea-pig ventricle. Br J Pharmacol 80: 33–40
3. Campbell TJ (1983 b) Kinetics of onset of rate-dependent effects of class 1 antiarrhythmic drugs are important in determining their effects on refractoriness in guinea-pig ventricle, and provide a theoretical basis for their subclassification. Cardiovasc Res 17: 344–352
4. Chen CM, Gettes LS, Katzung BG (1975) Effect of lidocaine and quinidine on steady-state characteristics and recovery kinetics of $(dV/dt)_{max}$ in guinea pig ventricular myocardium. Circ Res 37: 20–29
5. Courtney KR (1983) Quantifying antiarrhythmic drug blocking during action potentials in guinea-pig papillary muscle. J Mol Cell Cardiol 15: 749–757
6. Grant AO, Starmer CF, Strauss HC (1984) Antiarrhythmic drug action. Blockade of the inward sodium current. Circ Res 55: 427–439
7. Heistracher P (1971) Mechanisms of action of antifibrillatory drugs. Naunyn-Schmiedeberg's Arch Pharmacol 269: 199–211
8. Hille B. Local anesthetics (1977) Hydrophilic and hydrophobic pathways for the drug-receptor reaction. J Gen Physiol 69: 497–515
9. Hille B (1984) Mechanisms of Block. In: Hille B (Ed) Ionic channels of excitable membranes. Sinauer Associates, Sunderland MA, p 272–302
10. Hohnloser S, Weirich J, Antoni H (1982) Effects of mexiletine on steady-state characteristics and recovery kinetics of $\dot{V}_{max}$ and conduction velocity in guinea pig myocardium. J Cardiovasc Pharmacol 4: 232–239
11. Hondeghem LM, Katzung BG (1980) Test of a model of antiarrhythmic drug action. Effects of quinidine and lidocaine on myocardial conduction. Circulation 61: 1217–1224
12. Strichartz GR (1973) The inhibition of sodium currents in myelinated nerve by quarternary derivates of lidocaine. J Gen Physiol 62: 37–57
13. Szekeres L, Vaughan Williams EM (1962) Antifibrillatory action. J Physiol 160: 470–782
14. Varro A, Elharrar V, Surawicz B (1985) Frequency-dependent effects of several class I antiarrhythmic drugs on $\dot{V}_{max}$ of action potential upstroke in canine cardiac Purkinje fibers. J Cardiovasc Pharmacol 7: 482–492
15. Vaughan Williams EM (1970) Classification of anti-arrhythmic drugs. In: Sandoe E, Flensted-Jansen E, Olesen KH (Hrsg) Symposium on cardiac arrhythmias. AB Astra, Södertälje, Sweden, p 449–472
16. Vaughan Williams EM (1984) Subgroups of class 1 antiarrhythmic drugs. Eur Heart J 5: 96–98
17. Weirich J, Antoni H (1986) Quantitative description of frequency dependent block of fast sodium channels by a new antiarrhythmic drug based on the Starmer model. Naunyn-Schmiedeberg's Arch Pharmacol [Suppl: R 50] 332

Neue Entwicklungen der antiarrhythmischen Therapie

L. Szekeres, M. Németh, J. Gy. Papp, É. Udvary, Á. Végh
und L. Virágh

Einleitung

Die Autoren sind sich der Schwierigkeit und Komplexität des im Titel ange-
sprochenen Problems bewußt. Ziel der vorliegenden Arbeit ist keineswegs,
einen vollständigen Überblick über künftige Perspektiven der Erforschung
neuer antiarrhythmischer Substanzen zu geben, sondern sie ist ein Versuch,
die Aufmerksamkeit auf neue Entwicklungen zu lenken, die in Zukunft von
Bedeutung sein können.

Demnach kann ein deutlicher Fortschritt und möglicherweise ein größerer Durchbruch der antiarrhythmischen Therapie erwartet werden:

a) Auf dem Gebiet der klassischen antiarrhythmischen Substanzen, die direkt an der kardialen Zellmembran angreifen. Eine Weiterentwicklung
kann durch die gleichzeitige Beeinflussung mehrerer Ionenkanäle erreicht werden, so daß das Zusammenwirken in einen optimalen antiarrhythmischen Effekt mündet.
b) Eine andere vielversprechende Möglichkeit ist die Nutzung endogener
Substanzen, die – wie kürzlich erforscht – antiarrhythmische Eigenschaften besitzen, wie z. B. Prostaglandine oder Adenosin. Ihre Effektivität wird erreicht durch eine Zubereitung, die ihre Freisetzung fördert
oder ihren Abbau hemmt.

An der kardialen Zellmembran angreifende Substanzen

Nach der Theorie von Huxley-Hodgkin, die die Reizbildung und Erregungsausbreitung von Impulsen beinhaltet, wurde die Aufmerksamkeit
hauptsächlich auf die Natriumkanäle und auf deren Inhibitoren gerichtet.
Diese Tendenz wurde dadurch bestärkt, daß bis zu dieser Zeit die meist
verwendeten Substanzen Chinidin und Lidocain als potente Inhibitoren des
Natriumkanals und damit des schnellen Natriumeinstroms nachgewiesen
waren. Nach Einführung der Betarezeptorenblocker in die antiarrhythmische Therapie stellte sich bald heraus, daß deren Wirksamkeit auf ihrem
spezifischen antiadrenergen Effekt beruht. Direkte Wirkungen auf die Zell-

Prof. Dr. L. Szekeres, Pharmakologisches Institut der Medizinischen Universität Szeged, Dóm
tér 12., H-6701 Szeged, Ungarn

membranen wurden nur bei unspezifischen, 10fach höheren Konzentrationen beobachtet.

Im Gegensatz dazu ergab die Analyse der Wirkungsweise der später eingeführten Kalziumantagonisten eine direkte Einwirkung auf die kardiale Zellmembran, indem sie die Kalziumkanäle und somit den langsamen Kalziumeinstrom hemmen.

Alle klinisch effektiven antiarrhythmischen Substanzen, die selektiv einzelne Ionenkanäle beeinflussen, haben ihre bekannten Grenzen. In höherer Dosierung vermindern sie die myokardiale Kontraktilität und erniedrigen den Blutdruck, letzteres als Resultat eines verminderten Herzminutenvolumens und einer Herabsetzung des Gefäßwiderstands. Chinidinähnliche (Klasse I a nach Vaughan Williams) und flecainidähnliche (Klasse I c) Substanzen können in höherer Dosierung letale Arrhythmien begünstigen, während lidocainähnliche Substanzen zentralnervöse Krampfanfälle provozieren können. Ihre therapeutische Breite ist eng begrenzt. Es ist beachtenswert, daß sich die Kalziumantagonisten in der Behandlung myokardialer Ischämien als effektiv erwiesen haben, jedoch limitiert sind als antiarrhythmische Substanzen. Ihre Wirkung beschränkt sich im wesentlichen auf supraventrikuläre Tachykardien. Dies ist der Tatsache zuzuschreiben, daß die ED_{25}-Werte von Verapamil, getestet an anästhesierten Hunden mittels programmierter Stimulation, die Refraktärzeit des AV-Knotens 270mal mehr verzögern als Chinidin [9].

Andererseits ist die verapamilinduzierte Verlängerung der atrialen Refraktärzeit nur um das 46fache und die ventrikuläre Refraktärzeit um das 40fache erhöht gegenüber der von Chinidin (9). Obwohl Verapamil eine höhere Effektivität auf die Vorhöfe und Ventrikel als Chinidin besitzt, so ist die Anwendung von Verapamil limitiert durch seine vorherrschende AV-Knoten-blockierende Wirkung, die zu einem totalen AV-Block führen kann, noch bevor eine ventrikuläre Wirksamkeit besteht.

Verapamil ist ein klassischer „reiner" Kalziumantagonist, der Natriumkanäle nur in sehr hohen, toxischen Konzentrationen zu blockieren vermag. Einige Kalziumantagonisten aus dieser Gruppe sind bereits bekannt: Prenylamin und seine Derivate Dimethylprenylamin oder Fendilin; weiterhin eine neue Verbindung: Substanz „A" (verfügbar mit freundlicher Genehmigung von Dr. D. Korbonits aus einer chinesischen Arbeitsgruppe) die neben der Blockade des Kalziumkanals auch eine Hemmung des schnellen Natriumkanals hervorruft. Diese Substanzen werden bei uns als „gemischte" Kalziumantagonisten bezeichnet. Der kalziumantagonistische Effekt konnte an der isolierten rechtsventrikulären Muskelfaser von Kaninchenpräparaten mittels intrazellulärer Registrierung des Aktionspotentials nachgewiesen werden. Die Konzentration von Kaliumchlorid der Tyrode-Lösung war auf 20 mM erhöht, um den schnellen Natriumkanal zu inaktivieren und den langsamen Kalziumeinstrom unbeeinflußt zu lassen. Dessen Stärke wurde vergrößert durch den Adenylatzyklase-Aktivator Histamin (20 µmol/l) und die auftretenden langsamen Potentiale wurden mit 5 mg/l Substanz „A" unterdrückt. Der natriumkanalblockierende Effekt der gleichen Konzentration konnte an einer deutlichen Depression der An-

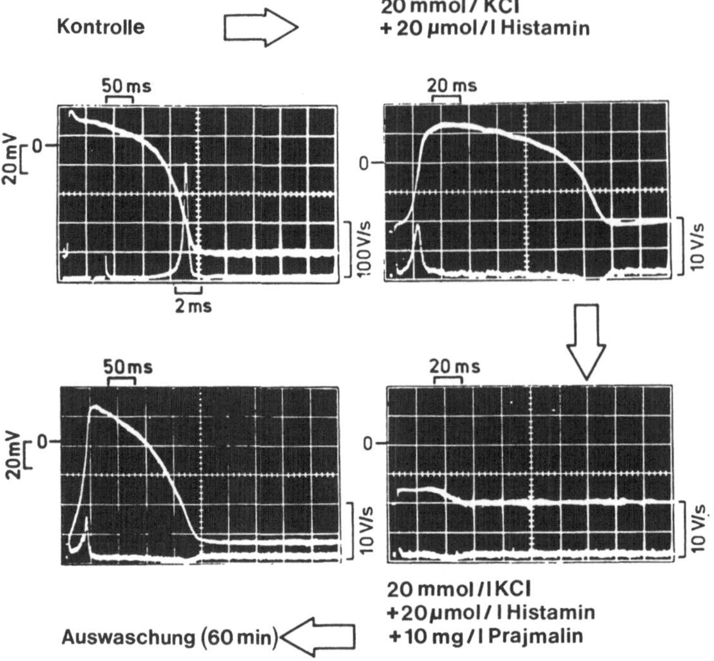

Abb. 1. Effekt von Prajmalin (10 mg/l) auf das vom langsamen Kalziumkanal abhängige Aktionspotential, das in der Anwesenheit einer hochkonzentrierten Kaliumchlorid-Lösung (20 mmol/l) und Histaminlösung (20 µmol/l) entsteht. *Linkes oberes Feld:* Kontrolle, intrazelluläre Registrierung des rechtsventrikulären Myokards von Kaninchen. *Erste Kurve:* normales Aktionspotential; *Zweite Kurve:* Depolarisationsgeschwindigkeit dv/dt$_{max}$. *Rechtes oberes Feld:* langsames Potential. *Rechtes unteres Feld:* Prajmalin hebt das langsame Potential durch Hemmung des Kalziumeinwärtsstroms auf. *Linkes unteres Feld:* Ausspülung und Wiederherstellung

stiegssteilheit des Aktionspotentials gezeigt werden bei Präparaten, die in einer Tyrode-Lösung mit Kaliumchlorid in 5 mM Konzentration inkubiert waren (9). Wir konnten zeigen, daß der „reine" Kalziumantagonist Verapamil ein potenter Inhibitor der sinoatrialen und junktionalen Automatie, nicht aber der des Purkinje-Systems ist, im Gegensatz zu den „gemischten" Kalziumantagonisten, die die obere und speziell die untere (Purkinje-System) Automatie herabsetzen. Dies spricht dafür, daß „gemischte", nicht aber „reine" Kalziumantagonisten in der Therapie bestimmter ventrikulärer Arrhythmien von Nutzen sind. Nachgewiesen wurde in provozierten Arrhythmien, die 24 h nach zweifacher Ligatur von Koronararterien bei wachen Hunden auftraten, daß Substanz „A", nicht aber Verapamil einen signifikanten Schutz vor Extrasystolen bietet. Zudem erwies sich Substanz „A" als effektiver beim Auftreten von Reperfusionsarrhythmien, die an isolierten Langendorff-Herzen von Ratten durch Freigabe einer 25minütigen globalen Ischämie hervorgerufen wurden.

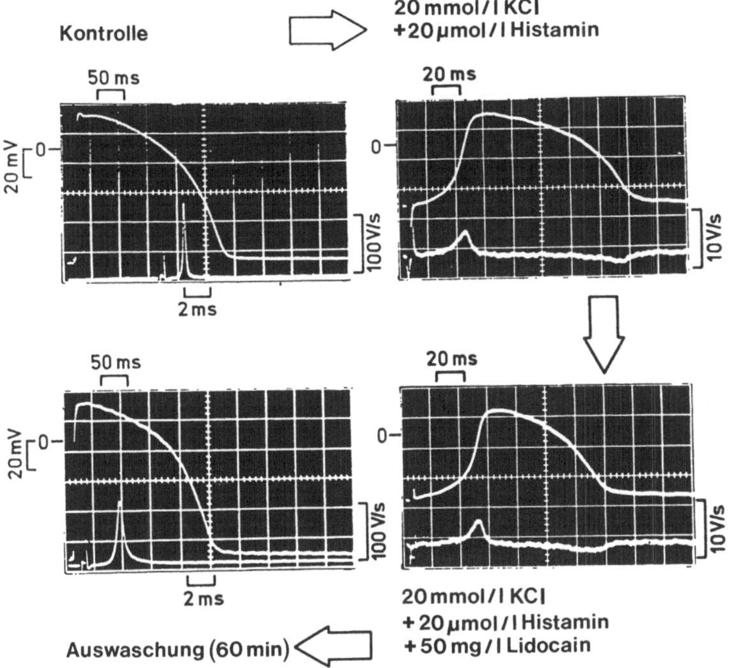

Abb. 2. Effekt von Lidocain (50 mg/l) auf das vom langsamen Kalziumkanal abhängige Aktionspotential. Alle Details wie Abb. 1. *Rechtes oberes Feld:* langsames Potential. *Rechtes unteres Feld:* Lidocain kann sogar in extrem hoher Konzentration das langsame Potential nicht aufheben. *Linkes unteres Feld:* Ausspülung und Wiederherstellung

Somit scheint die kombinierte Blockade von Kalzium- und Natriumkanälen von therapeutischer Bedeutung zu sein und die limitierte Anwendung von Kalziumantagonisten bei Arrhythmien zu erweitern.

In diesem Sinne wurde Prajmalin, ein Klasse-I-Antiarrhythmikum [7], das bekanntlich den schnellen Natriumkanal im Arbeitsmyokard blockiert, auf mögliche, den Kalziumkanal blockierende Eigenschaften in oben beschriebener Weise untersucht. In der Tat blockiert diese Substanz in höherer Konzentration (10 mg/l) das langsame Kalziumaktionspotential (Abb. 1), während Lidocain ineffektiv war (Abb. 2).

Es gibt noch einen weiteren Nachweis unseres Ergebnisses, daß Prajmalin neben dem überwiegenden (Klasse I) natriumkanalblockierenden Effekt auch (Klasse IV) kalziumantagonistische antiarrhythmische Eigenschaften besitzt. Da die Wirksamkeit von Prajmalin auf das Atrioventrikularsystem (AV) bisher nur wenig untersucht wurde, analysierten wir die Effektivität von Prajmalin (0,1–0,5 mg/l) in den verschiedenen Abschnitten des AV-Leitungssystems im Vergleich zu anderen Klasse-I- (Lidocain, 5 mg/l; Mexiletin 2 mg/l) und Klasse-IV-Antiarrhythmika (Verapamil 0,1 mg/l und Diltiazem 0,2 mg/l), wobei wir mikroelektrophysiologische Verfahren benutzten, die für Präparate von Kaninchenherzen entwickelt wurden [8].

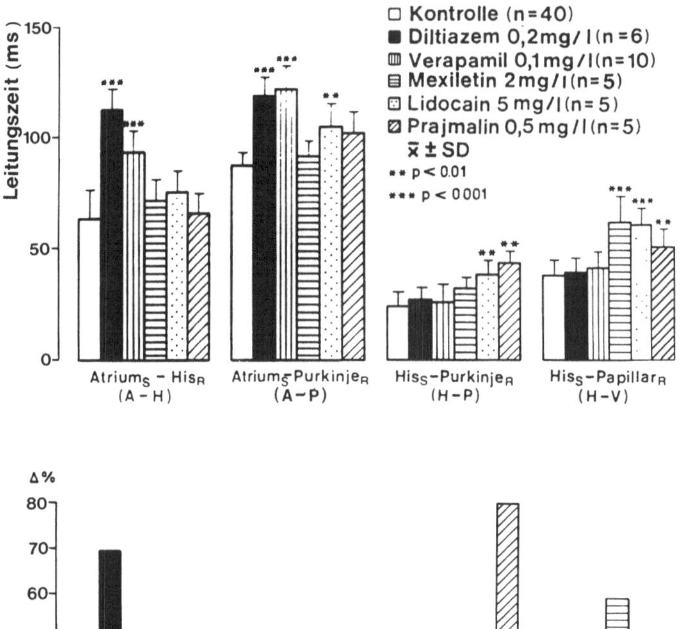

Abb. 3. Effekt von Prajmalin auf die Erregungsleitung von Vorhof-His (*A-H*), Vorhof-Purkinje- Fasern (*A-P*), His-Purkinjefasern (*H-P*) und His-Ventrikelmuskulatur (*H-V*) an isolierten kardialen Präparaten von Kaninchen, verglichen mit den Wirkungen von Diltiazem, Verapamil, Mexiletin und Lidocain. *Obere Reihe* Änderungen in ms; *untere Reihe* Änderungen in %. Prajmalin verlängert die H-P- und H-V-Zeit und in geringerem Ausmaß die A-H-Zeit; Lidocain und Mexiletin verhalten sich ähnlich, während Verapamil und Diltiazem zu einer Verlängerung der A-H-Zeit, aber nicht der H-P- und H-V-Zeit führen

Prajmalin verlängerte bevorzugt die His-Purkinje(H-P)- und die His-Papillar(H-V)-Zeit sowie die effektive ventrikuläre Refraktärzeit. In einem geringeren Ausmaß verzögerten sich die AH-Zeit und die effektive atriale Refraktärzeit. Die Wirksamkeit von Lidocain und Mexiletin war ähnlich der von Prajmalin, während Verapamil und Diltiazem keinen wesentlichen Einfluß auf die H-P-, die H-V-Zeit und die ventrikuläre Refraktärzeit zeigten, aber das A-H-Intervall und die atriale Refraktärzeit signifikant verlängerten. Dieses Ergebnis scheint die Ansicht zu stützen, daß Prajmalin vor-

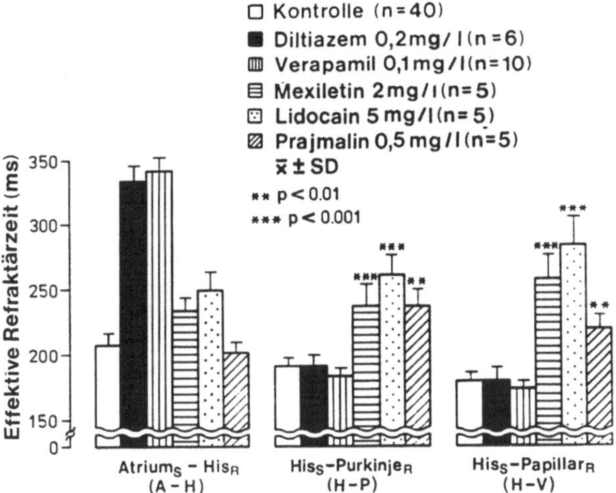

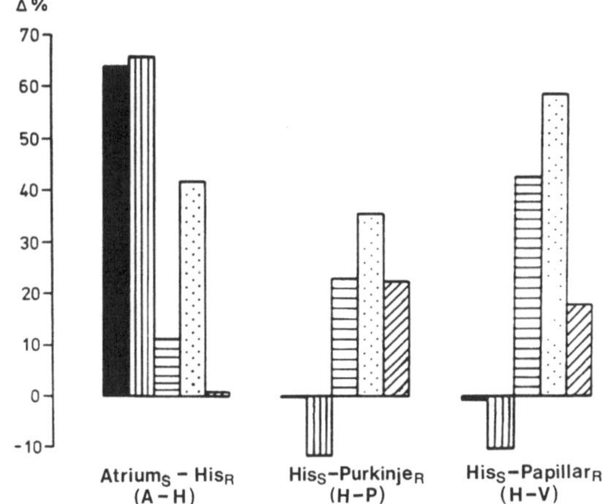

Abb. 4. Effekt von Prajmalin auf die effektive Refraktärzeit von *A-H*, *H-P* und *H-V*, verglichen mit Diltiazem, Verapamil, Mexiletin und Lidocain. Die Tendenz der Änderungen ist ähnlich wie in Abb. 3

nehmlich Klasse I und untergeordnet Klasse IV antiarrhythmische Eigenschaften besitzt (Abb. 3 und 4). Prajmalin verkürzte die Dauer und verringerte die Anstiegsgeschwindigkeit des Aktionspotentials in Purkinje-Fasern (Abb. 5). Prajmalin scheint also seine bevorzugte Wirkung auf supraventrikuläre und ventrikuläre Arrhythmien aufgrund seiner „gemischten" Wirkungsweise auf Natrium- und Kalziumkanäle auszuüben.

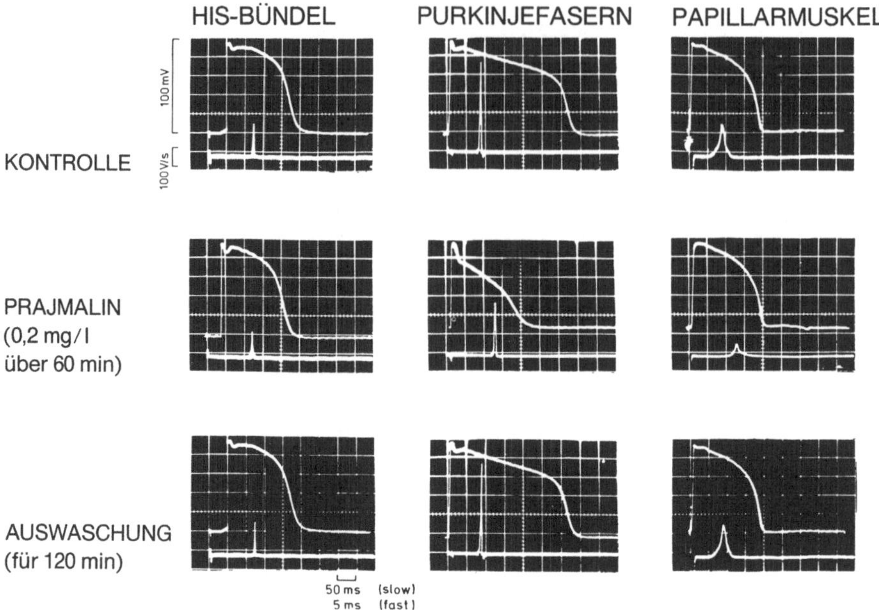

Abb. 5. Effekt von Prajmalin auf das transmembranäre Aktionspotential im His-Bündel, in den Purkinjefasern und im Papillarmuskel (*1. Kurve:* Aktionspotential; *2. Kurve:* Depolarisationsgeschwindigkeit). Verringerung der Anstiegssteilheit des Aktionspotentials und Verkürzung der Aktionspotentialdauer, vor allem in den Purkinjefasern

Endogene Substanzen

Eine neue, erfolgversprechende Richtung in der antiarrhythmischen Therapie scheint der Einsatz von endogenen Substanzen zu sein, die antiarrhythmische Eigenschaften besitzen. Die „endogene antiarrhythmische Substanz" ist erstmalig von W. Förster 1976 beschrieben worden: Lebensbedrohliche Arrhythmien, verursacht durch Myokardinfarkt (Ischämie) oder instabile Angina (Reperfusion) sollten mit Substanzen behandelt werden, die die Synthese oder Freisetzung protektiver Substanzen fördern und vom kardiovaskulären System selbst gebildet werden [5]. Später konnte gezeigt werden [1], daß die Menge von Prostazyklin (Pg I_2), das vom Koronarendothel während myokardialer Ischämie gebildet wird, ein wesentlicher Faktor zur Bestimmung des Schweregrades ventrikulärer Arrhythmien, hervorgerufen durch einen frühen Koronarverschluß ist. Mit steigender Menge von Pg I_2 und damit einem steigenden Quotienten Pg I_2/Thromboxan A_2 waren die postischämischen Arrhythmien weniger schwerwiegend. Die systemische Applikation von Pg I_2 konnte nachweislich die Inzidenz von Kammerflimmern während Koronarverschlusses erhöhen, dagegen zeigte sich ein günstiger Effekt bei reperfusionsbedingten Arrhythmien [2]. Kürzlich konnten einige Substanzen mit Erhöhung der Pg-I_2-Produktion als Schutz

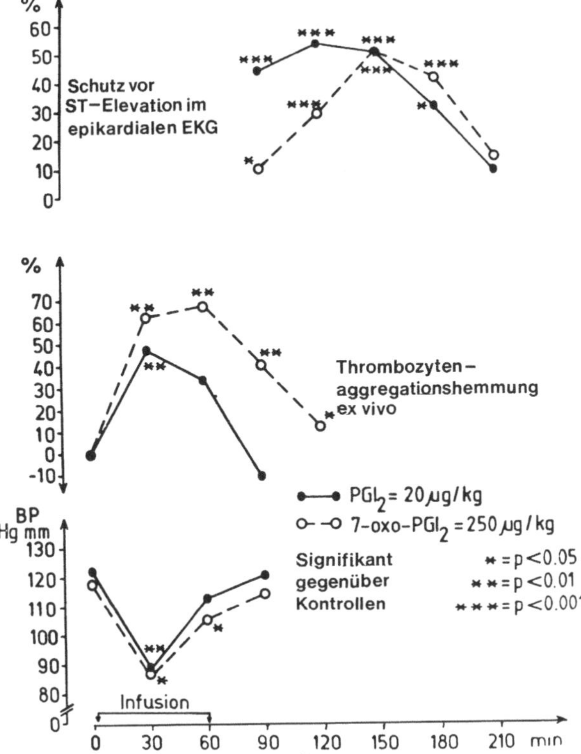

Abb. 6. Antiischämischer, antiaggregatorischer und vasodilatatorischer Effekt von Pg-I₂-Na und 7-oxo-Pg-I₂-Na bei anästhesierten Hunden mit simulierter Angina. (Mit freundlicher Genehmigung von Biomed Biochim Acta)

vor Postokklusions- und Reperfusionsarrhythmien nachgewiesen werden wie Nafazatrom [3, 4] oder Captopril [6]. Wainwright [12] zeigte, daß die Gabe von Adenosin oder Dipyridamol den Spiegel des endogenen freigesetzten Adenosins erhöhte und ebenso die Postokklusions- und Reperfusionsarrhythmien reduzierte.

Vor ein paar Jahren entdeckten wir eine lang wirksame endogene Substanz, die antiischämische, antiarrhythmische und zytoprotektive Eigenschaften besitzt. Früher schon konnten wir eine antiischämische Wirkung von Pg I₂ oder seinem stabilen Analog 7-oxo-Pg I₂ an einem Anginamodell nachweisen, und zwar 1–3 h nach Substanzapplikation, als hypotensive und thrombozytenaggregationshemmende Wirkungen nicht mehr vorhanden waren (Abb. 6).

Ferner wiesen wir einen prolongierten Schutz vor ischämischen EKG-Veränderungen, erzeugt durch Koronarverschluß, sowie vor postischämischen und reperfusionsbedingten Arrhythmien bei anästhesierten Hunden nach. Der protektive Effekt dauerte 72 h nach der letzten von 3 konsekutiven intramuskulären Applikationen täglich mit einer Dosis von 250 µg/kg KG 7-oxo-Pg I₂ an [11] (Abb. 7 und 8).

Bei weiteren Untersuchungen wollten wir der Frage nachgehen, ob die lange andauernden protektiven Eigenschaften von 7-oxo-Pg I₂ auf einen

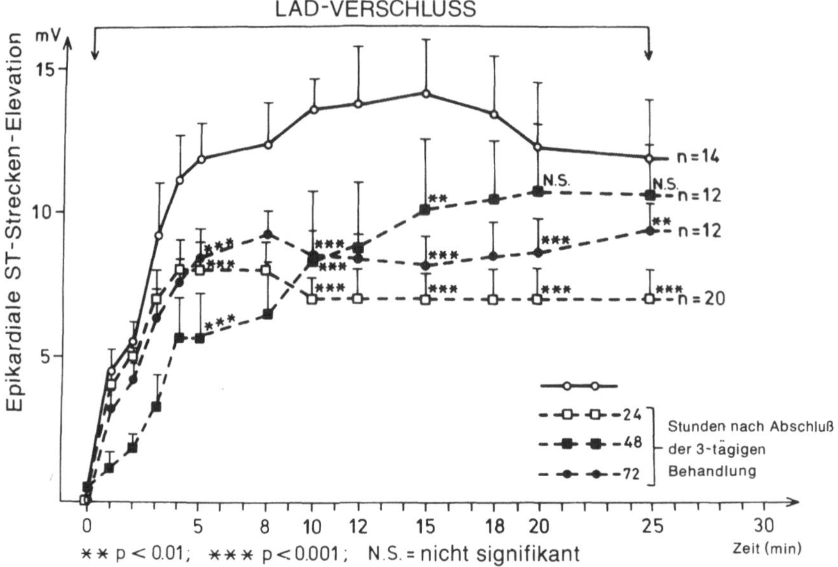

Abb. 7. Wirkung des Verschlusses des Ramus interventricularis anterior (*LAD*) auf die ST-Strecken-Elevation im epikardialen Elektrogramm von Hunden, die über 3 Tage mit 250 µg/kg/die 7-oxo-Pg I$_2$ i.m. 24, 48 und 72 h vor Gefäßverschluß behandelt wurden, im Vergleich mit unbehandelten Kontrollhunden

antiischämischen Effekt allein zurückzuführen sind oder ob direkte Effekte an der Membran von Bedeutung sind. Wenn die letzte Annahme zutrifft, sollten die Art der durch 7-oxo-Pg I$_2$ induzierten späten Veränderungen der Membranfunktion und die kardialen physiologischen Parameter durch Untersuchungen der Dosiswirkungen, der Latenz und Dauer ermittelt werden. Wir prüften, ob die Pg-I$_2$-induzierte lang wirksame Substanz im Herzen nachgewiesen und extrahiert werden kann und ob elektrophysiologische Eigenschaften bei solchen Extrakten reproduzierbar sind.

Wir konnten zeigen, daß die spät einsetzende und persistierende antiarrhythmische Wirkung von 7-oxo-Pg I$_2$ bei myokardialer Ischämie nicht nur einem antiischämischen Effekt durch die zugefügte Substanz (Metabolit?), sondern auch einem direkten Membraneffekt dieser Substanz zuzuschreiben ist. Beweis dafür ist folgendes: Der 20minütige Kontakt von 7-oxo-Pg I$_2$ mit einem nichtischämischen Papillarmuskelpräparat änderte dessen elektrophysiologische Parameter nicht (keine direkte Pg-I$_2$-Wirkung), nach Entfernung von 7-oxo-Pg I$_2$ zeigte sich aber eine andauernde Verlängerung von ERP und APD 90. Ähnliches, nämlich eine verzögerte und andauernde Verlängerung von VERP wurde bei Herzen von anästhesierten Hunden und bewußtseinsklaren Kaninchen beobachtet. Dosisabhängigkeit, Zeitpunkt des Auftretens und Dauer dieser Substanz werden in Abb. 9 dargestellt.

Niedrige Dosen (50 µg/kg i.m.) von 7-oxo-Pg I$_2$, das Hunden 24–48 h vor Verschluß des Ramus interventrikularis anterior für 25 min, gefolgt von

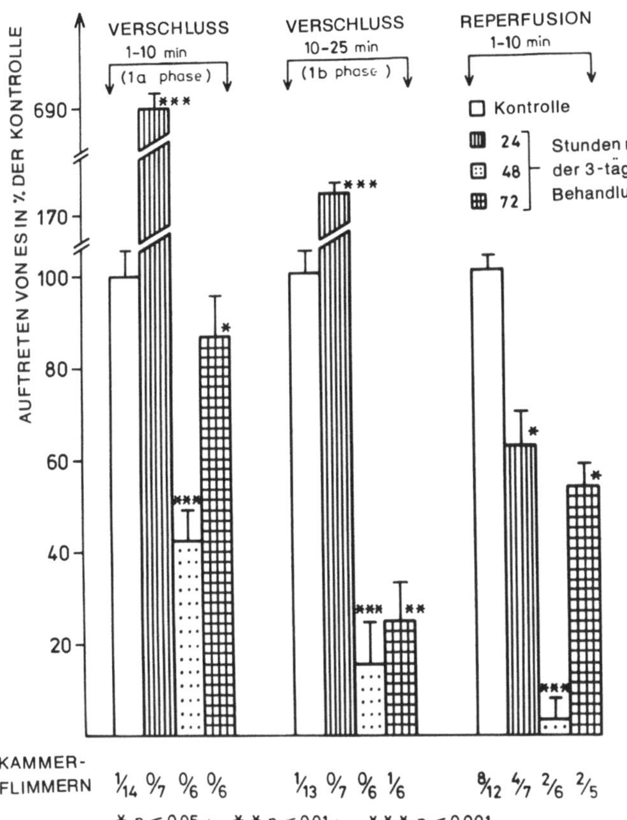

Abb. 8. Effekt eines 25minütigen Verschlusses mit nachfolgender Freigabe der LAD auf die Extrasystolie (*ES*) und Inzidenz von Kammerflimmern bei Hunden 24, 48 und 72 h nach der letzten Behandlung (Details s. Abb. 7)

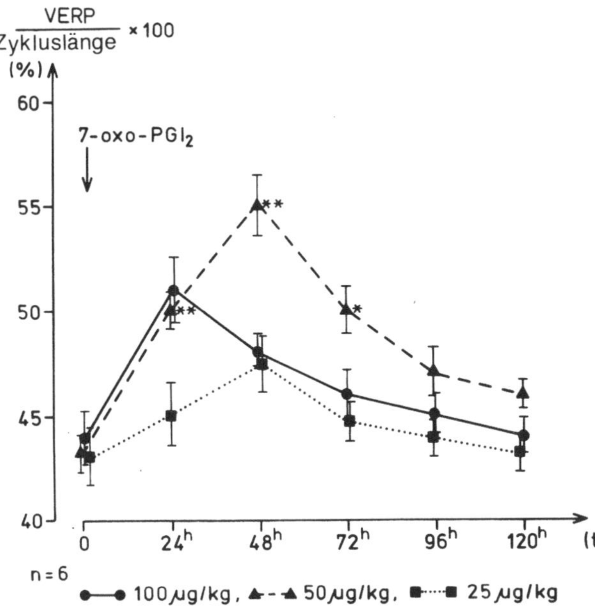

Abb. 9. Effekt einer i. m.-Injektion von 25, 50 und 100 µg/kg 7-oxo-Pg I₂ auf die effektive ventrikuläre Refraktärzeit (VERP), bestimmt zu verschiedenen Zeitpunkten nach Applikation bei wachen Kaninchen mit implantierten Stimulationselektroden

einer Reperfusion verabreicht wurde, verringerten deutlich die frühen Post-
infarkt- und Reperfusionsarrhythmien, reperfusionsinduziertes Kammerflimmern und die heterotope Reizbildung im ischämischen Areal. Die mo-
lekulare Basis der durch 7-oxo-Pg I_2 induzierten, spät auftretenden und andauernden elektrophysiologischen Änderungen ist ein membranstabilisie-
render Effekt dieser unbekannten Substanz (Metabolit?), der den ischämie-
induzierten Kaliumverlust und die Natriumzunahme des Sarkoplasmas verhindert.

Die verzögert auftretende und lange wirksame Substanz kann aus Herzen gewonnen werden, die 48 h vorher mit 7-oxo-Pg I_2 vorbehandelt wurden; diese Extrakte konnten ähnliche elektrophysiologische Eigenschaften
wie die verabreichte Substanz hervorrufen [10].

Literatur

1. Coker SJ, Parratt JR, Ledingham IMA, Zeitlin IJ (1981) Thromboxane and prostacyclin release from ischaemic myocardium in relation to arrhythmias. Nature 291:323–324
2. Coker SJ, Parratt JR (1983) Prostacyclin antiarrhythmic or arrhythmogenic comparison of the effects of intravenous and intracoronary prostacyclin and ZK 36374 during coronary artery occlusion and reperfusion in anesthetized greyhounds. J Cardiovasc Pharmacol 5:557–567
3. Coker SJ, Parratt JR (1984) The effects of nafazatrom on arrhythmias and prostanoid release during coronary artery occlusion and reperfusion in anesthetized greyhounds. J Mol Cell Cardiol 16:43–52
4. Fiedler VB (1983) Reduction of myocardial infarction and dysrhythmic activity by nafazatrom in the conscious rat. Eur J Pharm 88:263–267
5. Förster W (1976) Prostaglandins and prostaglandin precursors as endogenous anti-arrhythmic principles of the heart. Acta Biol Med Germ 35:1102–1112
6. Gilst WH van, Graeff PA de, Kingma JH, Wesseling H, Langen CDJ de (1984): Captopril reduces purine loss and reperfusion arrhythmias in the rat heart after coronary occlusion. Eur J Pharmacol 100:113–117
7. Homburger H, Antoni A (1974) Elektrophysiologische Untersuchungen über die Wirkung von N-n-Propyl-ajmalinium-hydrogentartrat (NPAB) auf das isolierte Vorhofmyokard des Meerschweinchens. Arzneimittelforsch 4:545–549
8. Nemeth M, Papp JG, Szekeres L (1986) Microelectrophysiological procedure for the analysis of drug effects on the atrioventricular conducting system. In: Szekeres L, Papp J (Eds) Pharmacological Protection of the Myocardium. Pergamon Press-Akademiai Kiado, Oxford-Budapest, pp 191–195
9. Szekeres L, Papp JG, Udvary E, Vegh A (1987) Antiarrhythmic effects of calcium antago-nists. In: Beamish RR, Panagia V, Dhalla NS (Eds) Pharmacological Aspects of Heart Dis-ease. Martinus Nijhoff Publishing, Chap 2. p 17–31
10. Szekeres L, Nemeth M, Papp JG, Szilvassy Z, Udvary E, Vegh A (1987) Late anti-arrhythmic action of a substance deriving from or induced by Pg I_2. J Mol Cell Cardiol vol 19. [Suppl 3/92] (Abstract)
11. Udvary E, Szekeres L (1985) Prostacyclin: antiischaemic or cardioprotective? In: Kecskemeti V, Gyires K, Kovacs G (eds) Advances in Pharmacological Research and Prac-tice seet 7. Prostanoids, pp 333–339
12. Wainwright CL (1987) Endogenous antiarrhythmic agents studies on adenosine and pros-tacyclin. J Mol Cell Cardiol [19, Suppl 3], 105

Einteilung von Antiarrhythmika nach klinischen Gesichtspunkten

T. Meinertz, S. H. Hohnloser, M. Zehender, A. Geibel, B. Henning und H. Just

Die Vielfalt der derzeit verfügbaren Antiarrhythmika ist so groß, daß eine Einteilung unverzichtbar ist. Eine derartige Klassifikation soll den klinischen Einsatz der Antiarrhythmika effektiver machen und die Nebenwirkungshäufigkeit einer antiarrhythmischen Therapie vermindern helfen. Spezielle Ziele einer solchen Klassifikation sind:

Zuordnung von Antiarrhythmika zu Substanzgruppen, die bei jeweils speziellen Rhythmusstörungen wirksam sind; Zuordnung der Antiarrhythmika zu Substanzgruppen, deren Kombination sinnvoll und „ungefährlich" ist; Zuordnung der Antiarrhythmika zu bestimmten Nebenwirkungsmustern.

Diesen vorwiegend klinisch orientierten Einteilungsprinzipien der Antiarrhythmika stehen die derzeit zumeist verwendeten Einteilungsschemata gegenüber. Sie basieren auf der unterschiedlichen chemischen Struktur der Antiarrhythmika oder auf tierexperimentellen Befunden an isolierten Zellpräparaten oder am Ganztier. Außerdem hat man Antiarrhythmika nach dem vorwiegenden Wirkort (Vorhof, AV-Knoten, Ventrikel), nach ihrem Wirkungsmechanismus (Antiektopika vs. Antifibrillantien) oder nach ihrer Wirksamkeit bzw. Wirkungsstärke eingeteilt. Eine Einteilung der Antiarrhythmika nach diesen Prinzipien ist klinisch nur bedingt nützlich. Unzweifelhaft jedoch erbrächte gerade jene Einteilung den größten klinischen Nutzen, die eine Voraussage der Wirksamkeit eines Antiarrhythmikums oder einer Antiarrhythmikaklasse gegenüber bestimmten Arrhythmien ermöglicht. Bis heute ist eine solche Vorhersage jedoch für den einzelnen Patienten nicht möglich. Dementsprechend folgt eine antiarrhythmische Behandlung heute überwiegend der Empirie. Eine Klassifikation der Antiarrhythmika, nach welchen Prinzipien auch immer, vermag daran nichts zu ändern. Derzeitiges Ziel einer Einteilung der Antiarrhythmika ist daher, Klassenmerkmale bezüglich Wirksamkeit und insbesondere Nebenwirkungsmuster zu verdeutlichen und Kombinationsmöglichkeiten von Antiarrhythmika aufzuzeigen.

Prof. Dr. T. Meinertz, Medizinische Universitätsklinik, Abteilung Innere Medizin III, Kardiologie, Hugstetter Straße 55, D-7800 Freiburg

Einteilung nach tierexperimentellen elektrophysiologischen Befunden

Elektrophysiologische Untersuchungen am Menschen gestatten nur eine unvollkommene und unzureichende Charakterisierung der Antiarrhythmika. Allein Experimente an isolierten Präparaten verschiedener Herzmuskelareale (Vorhof, AV-Knoten, His-Purkinje-System, Ventrikel) erlauben eine genaue Kennzeichnung der elektrophysiologischen Wirkungen verschiedener Antiarrhythmika [8]. Die üblichen elektrophysiologischen Techniken mit Ableitung der Aktionspotentiale und Bestimmung der Leitungs- und Refraktärzeiten sind Grundlage dieser elektrophysiologischen Kennzeichnung und Klassifikation. Diese Messungen werden sinnvoll ergänzt durch Experimente mit der sog. Voltage-clamp-Technik und im Einzelfall neuerdings auch durch die sog. Patch-clamp-Technik sowie durch Messungen mit ionenselektiven Elektroden. Mit solchen Techniken können Ionenströme und Änderungen der Leitfähigkeit der Zellmembran für bestimmte Ionen sowie Charakteristika von Ionenkanälen genauer – aber mit mehr methodischen Voraussetzungen – beschrieben werden als mit konventionellen elektrophysiologischen Techniken.

Mit Hilfe dieser Methoden wurden nach Vaughan Williams [23, 24] die Antiarrhythmika nach elektrophysiologischen Befunden an isolierten Myokardzellen eingeteilt (Abb. 1). Diese Klassifikation, die 4 verschiedene Substanzklassen unterteilt, ist die heute in der Klinik gebräuchliche Einteilung. Dabei umfaßt die Klasse I nach Vaughan Williams die klassischen, lokalanästhetisch wirkenden Antiarrhythmika. Während die Einteilung in die Klassen II bis IV weitgehend unproblematisch ist, da die einzelnen Klassen vom elektrophysiologischen Standpunkt aus homogen sind, bereitet die Einordnung der Antiarrhythmika in die Klasse I Probleme. Insgesamt sind die Antiarrhythmika dieser Klasse sog. Natriumantagonisten, d.h. spezifische Hemmstoffe des schnellen Natriumeinstroms in die Herzmuskelzelle.

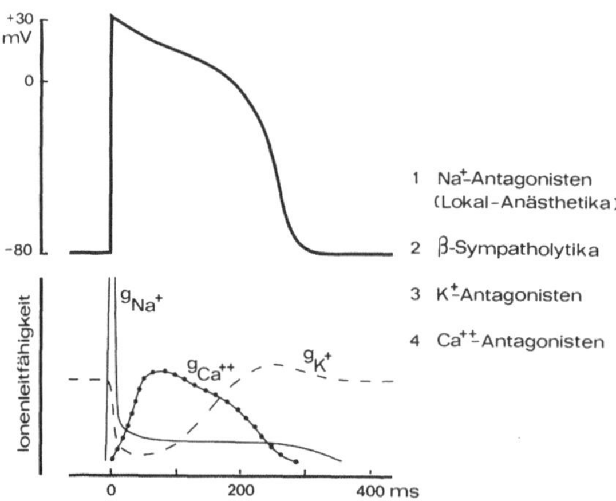

Abb. 1. Einteilung der Antiarrhythmika nach Vaughan Williams aufgrund experimenteller elektrophysiologischer Befunde

Die Herabsetzung der maximalen Anstiegsgeschwindigkeit des Aktionspotentials als Folge der Hemmung des Natriumeinstroms resultiert in einer Abnahme der Erregungsleitungsgeschwindigkeit. Gleichzeitig beeinflussen diese Substanzen aber in unterschiedlichem Ausmaß die Repolarisationsphase des Aktionspotentials. So führen die Klasse-I A-Antiarrhythmika („Chinidintyp", z. B. Disopyramid, Procainamid) zu einer Verlängerung, Klasse-I B-Antiarrhythmika („Lidocaintyp", z. B. Mexiletin, Tocainid) hingegen zu einer Verkürzung der Aktionspotentialdauer, während Klasse-I C-Antiarrhythmika (häufig als „Ajmalintyp" bezeichnet, z. B. Aprindin, Encainid, Flecainid, Lorcainid, Propafenon) die Aktionspotentialdauer weitgehend unbeeinflußt lassen. Dabei ist die Abnahme der maximalen Anstiegsgeschwindigkeit des Aktionspotentials in der Klasse I A am größten, weniger ausgeprägt in der Klasse I C und am geringsten in der Klasse I B. Allen 3 Substanzklassen ist gemeinsam, daß das Ausmaß der Hemmung der Natriumleitfähigkeit mit steigender Frequenz (d. h. Häufigkeit der Depolarisation) zunimmt (sog. „use dependence"). Die 3 Substanzklassen unterscheiden sich dagegen deutlich in der Potentialabhängigkeit des Effektes auf die Natriumleitfähigkeit sowie in der Beeinflussung der Wiederverfügbarkeit des Natriumsystems (sog. „recovery from inactivation") [14]. Klasse-I A-Antiarrhythmika üben ihre Hemmung auf die Natriumleitfähigkeit weitgehend unabhängig vom Membranpotential aus. Klasse-I B- und -I C-Antiarrhythmika wirken diesbezüglich bei sinkendem Membranpotential stärker [5] (Abb. 2). Klasse-I A-Antiarrhythmika beeinflussen die Wiederverfügbarkeit des Natriumsystems im Gegensatz zu Klasse-I B- und -I C-Antiarrhythmika nicht (Abb. 3). Eine Ausnahme bildet das Klasse-I C-Antiarrhythmikum Propafenon.

Somit wird deutlich, daß sich Substanzen der Klasse I nur schwer in die 3 genannten Unterklassen einordnen lassen, da hinsichtlich der elektrophysiologischen Eigenschaften von Substanz zu Substanz deutliche Unterschiede bestehen [10, 24]. Dies gilt um so mehr, als zusätzlich zu den genannten weitere Einflußgrößen berücksichtigt werden müssen: Einfluß auf erkranktes Gewebe (verändertes Ruhemembranpotential), Einfluß unterschiedlicher Konzentrationen einer Substanz im Myokard (z. B. bei koronarer Herzkrankheit) sowie zusätzliche Effekte wie betablockierende, kalziumantagonistische, anticholinerge oder zentralnervöse.

Demgegenüber bereitet die Beschreibung der anderen Antiarrhythmikaklassen aufgrund tierexperimentell-elektrophysiologischer Befunde weniger Schwierigkeiten. Die Klasse II umfaßt Betarezeptorenblocker, deren gemeinsames Merkmal der reversible und kompetitive Antagonismus am β_1-Rezeptor ist. Ob zusätzliche Wirkungen der Betarezeptorenblocker für die antiarrhythmische Wirkung essentiell sind, ist unklar. Es ist wahrscheinlich, daß die β_2-blockierende Wirkung für die antiarrhythmische Wirkung dieser Substanzklasse nicht von Bedeutung ist [11]. Bei höheren Dosierungen haben die meisten Betarezeptorenblocker sog. membranstabilisierende Wirkungen. Ob bei klinisch gebräuchlichen Dosierungen dieser Effekt von Bedeutung ist, ist nicht sicher geklärt. Hingegen gibt es zumindest tierexperimentelle Befunde, nach denen der intrinsischen sympathischen Aktivität

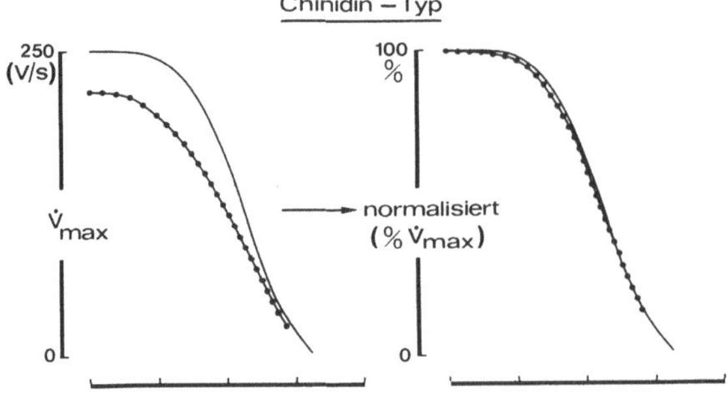

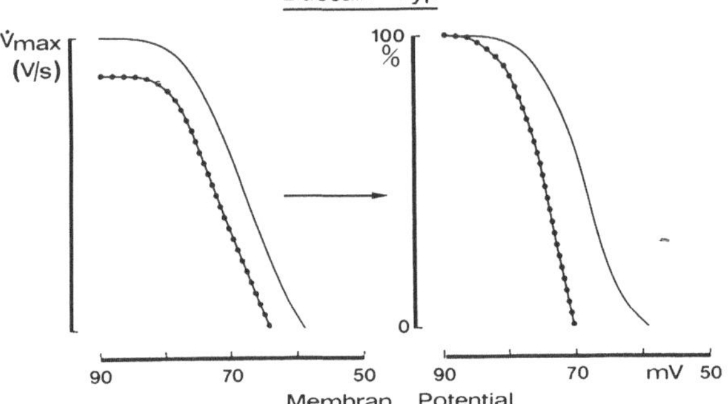

Abb. 2. Abhängigkeit der Hemmung der Natriumleitfähigkeit vom Membranpotential. (Nach Chen et al., 1975)

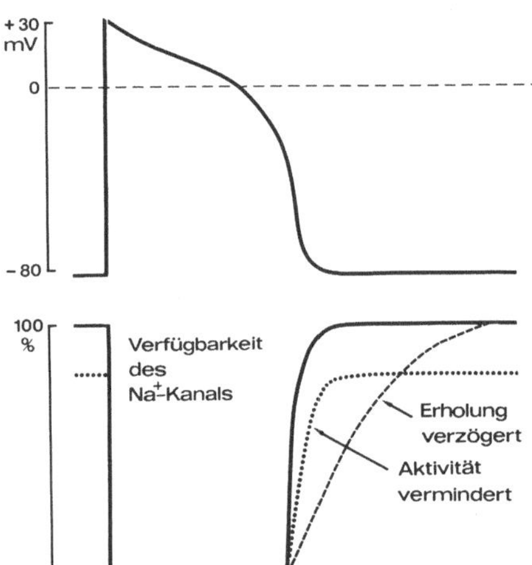

Abb. 3. Schematische Darstellung der verschiedenen Möglichkeiten der Beeinflussung des Na^+-Kanals. (Nach Hohnloser, 1983)

bestimmter Betablocker eine Rolle bezüglich ihrer antiarrhythmischen Wirkung zukommt [18].

Der Klasse III werden Substanzen zugerechnet, die sowohl die Repolarisationsphase als auch die Refraktärzeit verlängern. Unter Dauertherapie und nach hochdosierter intravenöser Anwendung zeigt der Prototyp dieser Substanzklasse – Amiodaron – zusätzlich natriumantagonistische Wirkungen [15]. Der Betarezeptorenblocker Sotalol hat sowohl betablockierende als auch typische Klasse-III-antiarrhythmische Eigenschaften, d. h. er verlängert deutlich die Aktionspotentialdauer.

Kalziumantagonisten vom Verapamil- und vom Diltiazemtyp sind charakteristische Vertreter der Klasse-IV-Antiarrhytmika. Ihnen ist eine Hemmung des sog. langsamen Kalziumkanals eigen. Einige Vertreter dieser Substanzklasse (z. B. Bepridil) haben zusätzlich hemmende Wirkungen auf den raschen Natriumeinstrom.

Einteilung nach klinisch-elektrophysiologischen Gesichtspunkten

Eine allgemein akzeptierte Klassifikation der Antiarrhythmika nach klinisch-elektrophysiologischen Kriterien hat sich bis heute nicht durchsetzen können. In klinisch-elektrophysiologischer Hinsicht lassen sich nach Seipel und Breithardt [19] 3 Gruppen von Antiarrhythmika unterscheiden:

Die erste Substanzgruppe beeinflußt in normaler Dosierung die intrakardiale Erregungsleitung praktisch nicht (z. B. Lidocain, Mexiletin, Tocainid und Phenytoin). Die Wirkung auf die intrakardialen Refraktärzeiten ist unterschiedlich. Die zweite Gruppe von Antiarrhythmika bewirkt eine unterschiedlich starke Leitungsverzögerung und Beeinflussung der Refraktärzeiten (z. B. Chinidin, Disopyramid, Ajmalin und Propafenon). Als dritte Gruppe werden sog. Antifibrillantien angeführt: Kalziumantagonisten vom Verapamil- und Diltiazemtyp sowie die Betarezeptorenblocker mit ihren vorwiegend negativ-dromotropen Auswirkungen auf den AV-Knoten.

Ein anderer klinischer Einteilungsvorschlag stammt von Touboul [22]: Er unterscheidet Medikamente mit isolierter Hemmwirkung auf den AV-Knoten (Verlängerung des AH-Intervalls; Digitalisglykoside, Verapamil, Betablocker; Klasse I) von solchen mit überwiegender Wirkung auf das His-Purkinje-System (z. B. Lidocain, Chinidin, Ajmalin, Mexiletin; Klasse II). Als Klasse III werden in dieser Einteilung Antiarrhythmika mit Einfluß auf AV-Knoten und His-Purkinje-System bezeichnet.

Diesen und ähnlichen Klassifizierungen ist jedoch gemeinsam, daß sie sich in der klinischen Praxis bei der Auswahl eines Antiarrhythmikums für den einzelnen Patienten als wenig nützlich erwiesen haben.

Einteilung in antiektope und antifibrillatorische Pharmaka

Von Anderson [1] wurde eine Einteilung der Antiarrhythmika in solche, die vorwiegend ventrikuläre Extrasystolen supprimieren (antiektop) und in solche, die überwiegend die Wahrscheinlichkeit des Auftretens von Kammerflimmern herabsetzen (antifibrillatorisch), vorgeschlagen. Während in die erste Gruppe insbesondere die lokalanästhetisch wirkenden Antiarrhythmika gehören, ist der Prototyp der anderen Klasse das nur für intravenöse

Verabreichungen verfügbare Bretylium. Im Unterschied zu lokalanästhetisch wirkenden Pharmaka konnte für diese Substanz gezeigt werden, daß sie – ohne eine Wirkung auf den schnellen Natriumeinstrom in die Zelle zu besitzen – selektiv die Aktionspotentialdauer verlängert, den Energiebedarf für die elektrische Induktion von Kammerflimmern erhöht, dagegen die Defibrillationsschwelle deutlich herabsetzt [21]. Außerdem reduziert Bretylium signifikant die Zahl der Episoden von spontanem Kammerflimmern bei akuter Myokardischämie [13]. Als Ursache für die beschriebenen Effekte wird eine reduzierte Inhomogenität der Repolarisationsphasen sowie eine Herabsetzung des adrenergen Tonus innerhalb verschiedener Myokardareale angenommen [4]. Neben Bretylium werden insbesondere auch den Betarezeptorenblockern aufgrund klinischer Studien, die bei Postinfarktpatienten eine signifikante Reduktion des plötzlichen Herztodes nachwiesen, antifibrillatorische Eigenschaften zugeschrieben [3, 16].

Diese Einteilung nach den Hauptmerkmalen Antifibrillantien und Antiektopika ist theoretisch zwar besonders bestechend, ihre breite Anwendung in der Klinik hat sich jedoch nicht durchsetzen können. Es ist durchaus bekannt, daß ein Antiarrhythmikum bei Einzelpatienten zur Reduktion der ventrikulären Ektopien führt, ohne damit die Neigung zu Kammerflimmern zu beeinflussen und vice versa. Eine praktische therapeutische Konsequenz hat sich hieraus jedoch bisher nicht ergeben. Zugunsten aller antiektop wirksamen Antiarrhythmika ist zu vermerken, daß ihnen bis zu einem gewissen Grad auch eine antifibrillatorische Wirkung zukommt.

Einteilung nach hämodynamischen Wirkungen

Antiarrhythmische Pharmaka weisen ein breites Spektrum von Nebenwirkungen auf. Unter diesen ist die negative Inotropie besonders bedeutungsvoll. Das Ausmaß der negativ inotropen Wirkung ist unterschiedlich. Sie ist am geringsten bei den Klasse-I B-Antiarrhythmika sowie bei dem Klasse-III-Antiarrhythmikum Amiodaron. Deutlich stärker ist diese Wirkung dagegen bei den Klasse-I A- und -I C-Antiarrhythmika. Disopyramid – ein Klasse-I A-Antiarrhythmikum – hat wahrscheinlich die stärkste negativ inotrope Wirkung unter den lokalanästhetisch wirkenden Substanzen [17]. Bei den Klasse-II-Antiarrhythmika, den Betarezeptorenblockern, tritt ebenso wie bei den Kalziumantagonisten (Klasse IV) stets eine negativ inotrope Wirkung auf, die sich direkt aus dem Wirkungsmechanismus dieser Substanzen erklärt. Bei diesen Pharmaka ist die Wirkung auf die Hämodynamik dosisabhängig.

Die Kenntnis der unterschiedlich stark ausgeprägten kardiodepressiven Nebenwirkungen antiarrhythmischer Pharmaka spielt bei der Differentialtherapie von Herzrhythmusstörungen eine bedeutende Rolle, da vielfach Patienten mit malignen Arrhythmien auch gleichzeitig eine deutlich eingeschränkte linksventrikuläre Funktion aufweisen. Für das Kollektiv der Hochrisikopatienten ist darüber hinaus gezeigt worden, daß die Kammerfunktion der entscheidende Parameter hinsichtlich der Effektivität einer antiarrhythmischen Therapie ist [11, 12, 20]. Dagegen spielt die negativ inotrope Wirkung von Antiarrhythmika bei Patienten mit normaler Kammerfunktion in der Regel keine klinisch bedeutende Rolle.

Einteilung unter dem Gesichtspunkt der Kombinierbarkeit verschiedener Antiarrhythmika

Besonders bei malignen ventrikulären Tachyarrhythmien hat sich in den letzten Jahren gezeigt, daß eine gleichzeitige Therapie mit zwei oder mehr verschiedenen Antiarrhythmika der Monotherapie vielfach überlegen ist [7, 25]. Eine der wirkungsvollsten Kombinationsmöglichkeiten besteht in der Verabreichung eines lokalanästhetisch wirkenden Antiarrhythmikums mit einem Betarezeptorenblocker [9]. Aber auch Klasse-I-Antiarrhythmika können zusammen verabreicht werden; es ist dann sinnvoll, eine Substanz mit ausgeprägter Wirkung auf die Refraktärzeit (Klasse IA) mit einer Substanz der Klasse IB zu kombinieren. Bewährt hat sich auch die Kombination eines Klasse IB Antiarrhythmikums mit Sotalol [25]. Schließlich hat sich bei therapierefraktären Arrhythmien die Gabe von Amiodaron mit einem Betarezeptorenblocker oder mit einem Natriumantagonisten bewährt. Es ist gezeigt worden, daß eine solche Kombinationstherapie die Effektivität der Arrhythmiesuppression signifikant erhöht und gleichzeitig zu einem deutlich günstigeren Nebenwirkungsprofil führt [6].

Klinische Implikationen

Wie bereits eingangs festgestellt, beruht die Therapie mit Antiarrhythmika derzeit zum größten Teil auf Empirie. Keine der geschilderten Klassifikationen hilft – für sich allein betrachtet – dem Kliniker bei der Behandlung des einzelnen Patienten entscheidend weiter. Trotzdem kann durch Berücksichtigung der elektrophysiologischen Charakteristika, der Nebenwirkungsprofile sowie der Kombinierbarkeit einzelner Substanzen eine auf die Erfordernisse des Einzelfalls abgestimmte Differentialtherapie wesentlich erleichtert werden. Unter sorgfältiger Therapiekontrolle ist dann gerade auch bei Patienten mit malignen Herzrhythmusstörungen eine Verbesserung der Prognose zu erreichen [11, 20].

Literatur

1. Anderson JL (1984) Antifibrillatory versus antiectopic therapy. Am J Cardiol 54:7–13
2. Bacaner M, Schreinemachers P (1968) Bretylium tosylate for suppression of ventricular fibrillation after experimental myocardial infarction. Nature 220:294–296
3. Beta Blocker Heart Attack Trial Research Group (1982) A randomized trial of propranolol in patients with acute myocardial infarction. I. Mortality results. JAMA 247:1707–1714

4. Cardinal K, Sasyniuk B (1977) Electrophysiologic effects of bretylium tosylate on subendocardial Purkinje fibers in infarcted canine hearts. J Pharmacol Exp Ther 204:159–174
5. Chen C, Gettes L, Katzung B (1975) Effect of lidocaine and quinidine on steady state characteristics and recovery kinetics of $(dV/dt)_{max}$ in guinea pig ventricular myocardium. Circ Res 37:20–29
6. Duff HJ, Roden D, Primm RK, Oates JA, Woosley RL (1983) Mexiletine in the treatment of resistant ventricular arrhythmias: Enhancement of efficacy and reduction of dose-related side effects by combination with quinidine. Circ Res 67:1124–1128
7. Greenspan AM, Spielman SR, Horowitz LN (1986) Combination antiarrhythmic drug therapy for ventricular tachyarrhythmias. PACE 9:565–576
8. Hauswirth O, Singh BN (1979) Ionic mechanisms in heart muscle in relation to the genesis and the pharmacological control of cardiac arrhythmias. Pharmacol Rev 30:5–63
9. Hirsowitz G, Podrid PJ, Lampert S, Stein J, Lown B (1986) The role of beta blocking agents as adjunct therapy to membrane stabilizing drugs in malignant ventricular arrhythmia. Am Heart J 111:852–860
10. Hohnloser S (1983) Elektrophysiologische Studien über Wirkungsspezifitäten neuerer Antiarrhythmika. Cardiology [Suppl 1] 70:11–18
11. Hohnloser SH, Raeder EA, Podrid PJ, Graboys TB, Lown B (1987) Predictors of antiarrhythmic drug efficacy in patients with malignant ventricular tachyarrhythmias. Am Heart J 114:1–7
12. Hohnloser SH, Verrier RL, Lown B (1987) Influence of $beta_2$-adrenoceptor stimulation and blockade on cardiac elektrophysiologic properties and serum potassium concentration in the anesthetized dog. Am Heart J 113:1066–1070
13. Holland K, Patterson E, Lucchesi BR (1983) Prevention of ventricular fibrillation by bretylium in a conscious canine model of sudden coronary death. Am Heart J 105:159–174
14. Hondeghem LM, Katzung BG (1977) Time- and voltage-dependent interactions of antiarrhythmic drugs with cardiac sodium channels. Biochem Biophys Acta 472:373–398
15. Mason JW, Hondeghen LM, Katzung BG (1984) Block of inactivated sodium channels and of depolarization-induced automaticity in guinea pig papillary muscle by amiodarone. Circ Res 55:278–285
16. Norwegian Multicenter Study Group (1981) Timolol induced reduction in mortality and reinfarction in patients surviving acute myocardial infarction. N Engl J Med 304:801–807
17. Podrid PJ, Schoeneberger A, Lown B (1980) Congestive heart failure caused by oral disopyramide. N Engl J Med 302:614–617
18. Raeder EA, Verrier RL, Lown B (1983) Intrinsic sympathomimetic activity and the effects of beta-adrenergic blocking drugs on vulnerability to ventricular fibrillation. J Am Coll Cardiol 1:1442–1446
19. Seipel L, Breithardt G (1981) Antiarrhythmika. In: Krayenbühl HP, Kübler W (Hrsg) Kardiologie in Klinik und Praxis, Bd II: Klinik, Pharmakologie, spezielle Gesichtspunkte in der Betreuung Herzkranker, Kap 66. Thieme, Stuttgart
20. Swerdlow CD, Winkle RA, Mason JW (1983) Determinants of survival in patients with ventricular tachyarrhythmias. N Engl J Med 308:1436–1442
21. Tacker WA, Niebauer MJ, Babbs CF et al. (1980) The effect of newer antiarrhythmic drugs on defibrillation threshold. Crit Care Med 8:177–180
22. Touboul P (1980) Recent concepts in electrophysiology of antiarrhythmic drugs in man. In: Befeler B (Hrsg) Selected topics on cardiac arrhythmias. Futura, Mount Kisco, New York
23. Vaughan Williams EM (1970) Classification of anti-arrhythmic drugs. In: Sandhoe E (Hrsg) Symposium on Cardiac Arrhythmias. Astra Södertälje, Schweden, p 449–472
24. Vaughan Williams EM (1985) The classification of antiarrhythmic drugs reviewed after a decade. In: Reiser HJ, Horowitz LN (eds) Mechanisms and treatment of cardiac arrhythmias; relevance of basic studies to clinical management. Urban and Schwarzenberg, Baltimore-Munich, p 153–161
25. Wagner WL, Manz M, Lüderitz B (1987) Kombination von Sotalol mit den Klasse-I-B-Substanzen Mexiletin oder Tocainid bei komplexer ventrikulärer Extrasystolie. Z Kardiol 76:296–302

Diagnostik der Herzrhythmusstörungen

G. STEINBECK

Einleitung

Rhythmusstörungen des Herzens können eine Vielzahl von Symptomen verursachen, deretwegen der Patient den Arzt aufsucht. Die Beschwerden reichen von Palpitationen, unsystematischem Schwindel, Schwächegefühl bis zu gravierenderen Beschwerden wie Auftreten von Angina pectoris, Dyspnoe, objektiven Zeichen der Links- und Rechtsherzinsuffizienz sowie Synkopen. Im schlimmsten Fall ist der plötzliche Herztod Ausdruck einer malignen Herzrhythmusstörung, die nur durch rechtzeitige Wiederbelebungsmaßnahmen einschließlich Defibrillation behoben werden kann.

Zur Beurteilung des Krankheitsbilds eines Patienten ist sowohl die Abklärung der Grunderkrankung, die einer Rhythmusstörung zugrunde liegt, als auch die elektrokardiographische Dokumentation der Rhythmusstörung selbst von Bedeutung.

Als diagnostisches Rüstzeug zur Erfassung der Rhythmusstörung stehen uns zur Verfügung:

- Ruhe-EKG,
- Belastungs-EKG,
- Langzeit-EKG,
- invasive elektrophysiologische Untersuchung (Vorhofstimulation, His-Bündel-Elektrokardiographie, programmierte Ventrikelstimulation).

Die Symptomatik des Patienten kann dabei sowohl auf einen zu langsamen als auch auf einen zu schnellen Herzschlag zurückzuführen sein.

Bradykarde Rhythmusstörungen

Folgende bradykarde Rhythmusstörungen können zu einer klinisch relevanten Symptomatik des Patienten führen:

- Sinusknotensyndrom,
- Carotissinussyndrom,
- Bradyarrhythmia absoluta,
- AV-Block II. Grades vom Typ Wenckebach und Typ Mobitz, AV-Block III. Grades.

Prof. Dr. G. Steinbeck, Med. Klinik I der Universität München, Klinikum Großhadern, Marchioninistraße 15, D-8000 München 70

Die spezielle rhythmologische Diagnostik dieser Patienten besteht in einer eingehenden Erhebung der Anamnese und körperlichen Untersuchung, der Registrierung eines Ruhe-EKGs und insbesondere eines Langzeit-EKGs über 24 h. Bei gravierender klinischer Symptomatik und unergiebiger nichtinvasiver Diagnostik kann dann eine invasive elektrophysiologische Untersuchung (Vorhofstimulation zur Messung der Sinusknotenerholungszeit bei Verdacht auf Sinusknotensyndrom sowie His-Bündel-Elektrographie bei Verdacht auf intermittierende atrioventrikuläre oder intraventrikuläre Reizleitungsstörung indiziert sein.

Folgende Rhythmusstörungen können beim Sinusknotensyndrom auftreten:

- Sinusbradykardie (zeitweiser oder konstanter Frequenzabfall unter 50/ min),
- SA-Blockierung,
- Sinusknotenstillstand.

Bei zahlreichen Patienten treten diese intermittierenden oder konstanten bradykarden Rhythmusstörungen im Wechsel mit supraventrikulären Tachyarrhythmien (Vorhoftachykardien, Vorhofflattern, Vorhofflimmern) auf.

Für die Diagnostik und Indikationsstellung zur Schrittmacherimplantation beim Sinusknotensyndrom kommt neben der sorgfältigen Anamnese vor allem dem Langzeit-EKG die Hauptbedeutung zu.

Ist die Aussage dieser Untersuchung nicht eindeutig, so kann die Vorhofstimulation herangezogen werden, wobei der Messung der Sinusknotenerholungszeit eine besondere Bedeutung zukommt [8]. Die korrigierte Sinusknotenerholungszeit ist als verlängert anzusehen, wenn sie mehr als 525 ms beträgt. Dieses Kriterium weist eine Sensitivität von 76% bei einer Spezifität von 91% auf [3]. Nach übereinstimmender Auffassung ist diese Untersuchung ein nützlicher und spezifischer Test zur Voraussage einer schweren, schrittmacherpflichtigen Sinusknotenerkrankung, allerdings mit dem Nachteil, daß ein normales Testergebnis eine Sinusknotenerkrankung nicht ausschließt [3, 5, 8].

Auch für die Diagnostik atrioventrikulärer und intraventrikulärer Leitungsstörungen spielen Langzeit-EKG-Registrierungen eine dominierende Rolle.

Nach anfänglichem Enthusiasmus für die invasive His-Bündel-Elektrographie wird sie bei dieser Indikationsstellung derzeit nur noch sehr selten vorgenommen, da bei sorgfältiger Analyse des Oberflächen-EKGs das Ergebnis der invasiven Untersuchung praktisch immer vorausgesagt werden kann. Bezüglich der Definition und elektrokardiographischen Kennzeichen der verschiedenen atrioventrikulären und intraventrikulären Erregungsleitungsstörungen wird auf weiterführende Literatur verwiesen [7].

Eine AV-Überleitungsstörung ist nur noch dann eine Indikation zur His-Bündel-Elektrographie, wenn ein AV-Block I. Grades bei klinisch bedrohlicher Symptomatik vorliegt, da mit der invasiven Untersuchung eine distale Leitungsverzögerung nachgewiesen werden könnte, sowie bei höhergradiger AV-Blockierung (2:1 oder 3:1 AV-Block) ohne Symptomatik, da von der Frage, ob die Leitungsverzögerung proximal (AV-Knoten) oder distal liegt, die Bedrohlichkeit und eventuelle Indikation zur Schrittmacherimplantation abhängt [7].

Der bifaszikuläre Block mit und ohne gleichzeitig nachweisbaren AV-Block I. Grades ist nur dann eine Indikation zur His-Bündel-Elektrographie, wenn der Patient über Symptome klagt (vor allem Synkopen), die durch nichtinvasive Diagnostik nicht abgeklärt werden können [2].

Tachykarde Rhythmusstörungen

Wir kennen folgende tachykarde Rhythmusstörungen:

- Vorhofextrasystolie,
- atriale Tachykardie,
- Vorhofflattern und Vorhofflimmern,
- AV-Knoten-Reentrytachykardie,
- Rhythmusstörungen infolge WPW-Syndroms,
- ventrikuläre Extrasystolen, Paare und Salven,
- Kammertachykardien und Kammerflimmern.

Bezüglich der exakten Klassifizierung dieser Arrhythmien durch das EKG wird auf weiterführende Literatur verwiesen [4, 7]. Auch bei der Diagnostik dieser Rhythmusstörungen sollten zunächst die nichtinvasiven Methoden ausgeschöpft werden, wobei wiederum dem Langzeit-EKG die Hauptrolle zukommt. Diese Methode übertrifft in der diagnostischen Aussage die Ergometrie, ohne diese allerdings überflüssig zu machen.

Die Sensitivität der programmierten Stimulation des Herzens im Vergleich zum Langzeit-EKG und der Ergometrie zur Erfassung tachykarder Rhythmusstörungen ist in Abb. 1 dargestellt. Aus ihr wird die Überlegenheit der programmierten Stimulation deutlich, was mit dem Nachteil des invasiven Charakters der Methode erkauft wird. Ein Vergleich der verschiedenen Methoden in Abhängigkeit von der Art der nachgewiesenen, bzw. vermuteten Rhythmusstörung ist in Tabelle 1 dargestellt.

Eine Indikation zur invasiven Diagnostik bei supraventrikulären Tachykardien inklusive WPW-Syndrom ist nur gegeben, wenn es um die Abklä-

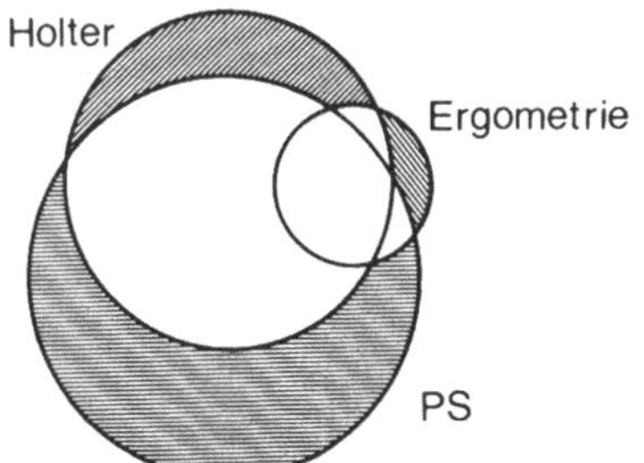

Abb. 1. Sensitivität von programmierter Stimulation des Herzens (*PS*), Langzeit-EKG (*Holter*) und Ergometrie zur Erfassung tachykarder Rhythmusstörungen

Tabelle 1. Diagnostische Wertigkeit von Ergometrie, Langzeit-EKG und programmierter Stimulation zur Erkennung von Arrhythmien

Indikation	Ergometrie	Langzeit-EKG	Stimulation
KHK	+	+ +	?
Synkope	?	+ +	+ + +
Sinusknotensyndrom	+	+ + +	+ +
AV-Überleitungsstörungen	+	+ + +	+
Ventrikuläre Tachykardie und Vorhofflimmern	+	+ +	+ + +

rung von Synkopen geht, höherfrequente oder unklare Tachykardien in der Vorgeschichte vorliegen, Vorhofflimmern oder Vorhofflattern bei WPW-Syndrom bekannt sind oder vermutet werden, wenn wegen medikamentöser Therapieresistenz alternative Therapien in Betracht gezogen werden (antitachykarder Schrittmacher, Ablation, Operation) oder in einzelnen Fällen eine zusätzliche Herzerkrankung bzw. ein risikoreicher Beruf (Dachdecker, Pilot) vorliegen.

Im Vergleich zu den bradykarden und supraventrikulären tachykarden Rhythmusstörungen kommt der invasiven Diagnostik mittels programmierter Ventrikelstimulation gegenüber der nichtinvasiven Diagnostik jedoch bei tachykarden ventrikulären Rhythmusstörungen eine größere Bedeutung zu.

Die Indikation zur programmierten Ventrikelstimulation ist gegeben bei:

- anhaltenden Kammertachykardien,
- Zustand nach erfolgreicher Reanimation von Kammerflimmern,
- Synkopen bei organischer Herzerkrankung.

Nicht gesichert ist dagegen der diagnostische Wert dieser Methode bei häufigen und komplexen inklusive salvenförmigen ventrikulären Extrasystolen im chronischen Verlauf der koronaren Herzerkrankung, bei Zustand nach Myokardinfarkt und bei Patienten mit dilativer oder obstruktiver Kardiomyopathie.

Bei Patienten mit anhaltenden Kammertachykardien ist nach den Ergebnissen einer Studie, die gemeinsam mit der Freien Universität Berlin durchgeführt wurde, die invasive Methode der nichtinvasiven Langzeit-EKG-Registrierung überlegen (s. Tabelle 2), während die Unterschiede für Patienten mit erfolgreicher Reanimation nach Kreislaufstillstand weniger deutlich ausfallen [1]. 1986 wurde eine Studie vorgestellt [6], die erstmals randomisiert prospektiv den Wert der programmierten Stimulation im Vergleich zum Langzeit-EKG auch zur Therapiekontrolle von Patienten mit Kammertachykardien vergleicht (Abb. 2). Demnach ist die invasive Methode der nichtinvasiven in bezug auf die Voraussage der antiarrhythmischen Wirksamkeit eindeutig überlegen. Während in der invasiv kontrollierten Patientengruppe die Kammertachykardierezidive signifikant seltener auf-

Tabelle 2. Vergleich von 24 h-EKG-Registrierung und Ventrikelstimulation zur Diagnostik von Kammertachykardien und Kammerflimmern

Zustand nach Kammertachykardie	n 66	[%]	Zustand nach Kammerflimmern	n 33	[%]
Holter positiv	43	65	Holter positiv	19	58
Stimulation positiv	54	82	Stimulation positiv	20	61
Holter *oder* Stimulation positiv	60	91	Holter *oder* Stimulation positiv	25	76

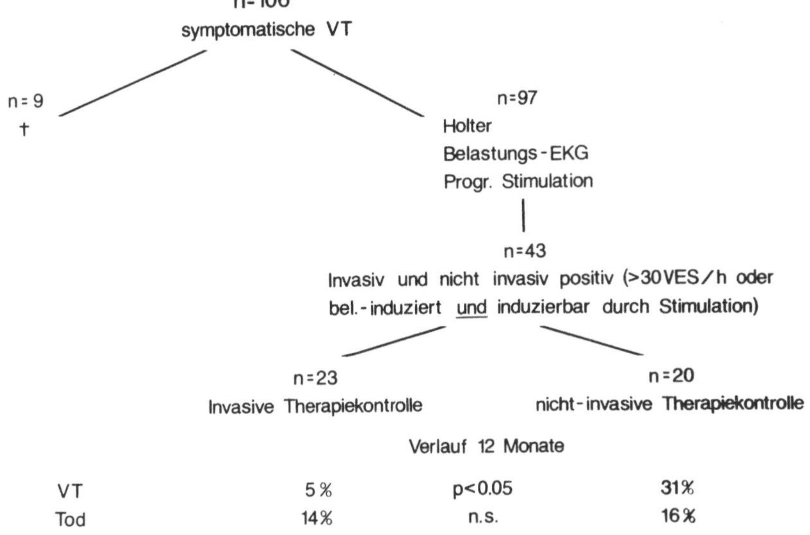

Abb. 2. Invasive versus nichtinvasive Therapiekontrolle bei Kammertachykardie (Mitchell et al. 1986)

traten, bestand allerdings kein Unterschied in der Mortalität zwischen der invasiv und nichtinvasiv kontrollierten Patientengruppe [6].

Zusammenfassung

Für die elektrokardiographische Diagnostik bradykarder Rhythmusstörungen, supraventrikulärer Tachykardien und ventrikulärer Extrasystolen spielt die nichtinvasive Diagnostik mit Registrierung des Ruhe- und vor allem des Langzeit-EKGs eine dominierende Rolle, die bei Bedarf durch die Ergometrie zu ergänzen ist. Demgegenüber hat die invasive elektrophysiologische Diagnostik Bedeutung erlangt für einzelne Patienten mit supraventrikulären Rhythmusstörungen und für Patienten mit anhaltenden Rhythmusstörungen auf Kammerebene (Kammertachykardien, Kammerflimmern). Bei der Diagnostik bradykarder Rhythmusstörungen ist auf die richtige Reihenfolge diagnostischer Schritte (nichtinvasiv vor invasiv) und auf vagale und medikamentös induzierte Störungen zu achten sowie vor einer Überbewertung des Befunds eines hypersensitiven Karotissinusreflexes zu warnen.

Die Langzeitprognose von Patienten mit anhaltenden Kammertachykardien und Zustand nach Kammerflimmern ist außerordentlich belastet; deswegen und wegen der Überlegenheit invasiver gegenüber den nichtinvasiven Verfahren ist bei diesen Patienten die Ausschöpfung aller verfügbaren Untersuchungsverfahren zur Diagnostik und Therapiekontrolle erforderlich, um über eine möglichst gezielte antiarrhythmische Therapie, die neben medikamentösen Maßnahmen auch Alternativen wie die Implantation eines automatischen Defibrillators oder herzchirurgische Maßnahmen beinhalten kann, die Prognose dieser Patienten zu verbessern.

Literatur

1. Andresen D, Steinbeck G, Leitner ER von, Bach P, Spielberg C, Haberl R, Oeff M, Schröder R, Riecker G (1986) Beziehungen zwischen Langzeit-EKG und programmierter Ventrikelstimulation bei Patienten mit malignen tachykarden ventrikulären Rhythmusstörungen. Z Kardiol [Suppl 1] 75:123
2. Dhingra RC, Palileo E, Strasberg B, Swiryn S, Bauernfeind RA, Wyndham CRC, Rosen KM (1981) Significance of the HV interval in 517 patients with chronic bifascicular block. Circulation 64:1265–1271
3. Gann D, Tolentino A, Samet P (1979) Electrophysiologic evaluation of elderly patients with sinus bradycardia. A long-term follow-up study. Am Intern Med 90:24–29
4. Heinecker R (1980) EKG in Praxis und Klinik. Georg Thieme, Stuttgart New York
5. Leitner ER von (1983) Differentialdiagnose der Herzrhythmusstörungen: Nichtinvasive Verfahren einschließlich Holter-Monitoring. In: Lüderitz B (Hrsg) Herzrhythmusstörungen (Handbuch der inneren Medizin, Band IX: Herz und Kreislauf, Teil 1). Springer, Berlin Heidelberg New York, S 425–484
6. Mitchell LB, Duff HJ, Wyse DG (1986) Randomized comparison of noninvasive and invasive approaches to drug therapy for sustained ventricular tachyarrhythmias. Circulation [Suppl II] 74:214
7. Steinbeck G (1983) Differentialdiagnose der Herzrhythmusstörungen: Invasive Verfahren. In: Lüderitz B (Hrsg) Herzrhythmusstörungen (Handbuch der inneren Medizin, Band IX: Herz und Kreislauf, Teil 1). Springer, Berlin Heidelberg New York, S 485–548
8. Steinbeck G (1986) Bradykarde Rhythmusstörungen: Sinusknotenfunktionsprüfung. In: Lüderitz B, Herzschrittmacher. Springer, Berlin Heidelberg New York Tokyo, S 51–90

Indikation zur Behandlung kardialer Rhythmusstörungen

G. Breithardt und M. Borggrefe

Herzrhythmusstörungen stellen bei ansonsten Herzgesunden und bei Patienten mit Herzerkrankungen einen häufigen Befund dar. Zu ihrer Erkennung hat der Einsatz der Langzeitelektrokardiographie wesentlich beigetragen. In neuerer Zeit sind die Registrierung ventrikulärer Spätpotentiale und die Anwendung invasiver elektrophysiologischer Stimulationsverfahren als weitere diagnostische Techniken hinzugekommen. Neben dieser Ausweitung der diagnostischen Möglichkeiten hat sich auch das Spektrum der zur Verfügung stehenden therapeutischen Maßnahmen erheblich vergrößert, so daß heute in der Langzeittherapie insbesondere bedrohlicher Arrhythmien die nichtpharmakologische Therapie neben der medikamentösen antiarrhythmischen Therapie eine zunehmende Rolle spielt [9].

Wegen der großen Häufigkeit von Herzrhythmusstörungen und der heute zur Verfügung stehenden Vielfalt therapeutischer Maßnahmen erscheint eine gezielte Selektion der behandlungsbedürftigen Patienten und eine abwägende Anwendung der unterschiedlichen Behandlungsverfahren von entscheidender Bedeutung [9].

Prognostische Bedeutung von Herzrhythmusstörungen

Die prognostische Bedeutung von Herzrhythmusstörungen hängt davon ab, ob diese zu bedrohlichen Tachykardien und damit u. U. zum akuten Herztod führen können. Für das Zustandekommen von anhaltenden Tachykardien wird heute ein „arrhythmogenes Substrat" (Abb. 1) postuliert. Dieses arrhythmogene Substrat kann zum einen in Form abnormer Leitungsbahnen (z. B. akzessorische Bahn beim WPW-Syndrom) oder in Form einer sog. funktionellen Längsdissoziation des AV-Knotens (AV-Knoten-Reentrytachykardien), zum anderen in Form von umschriebenen Zonen mit Vernarbung, durchsetzt von noch vitalem Myokard (z. B. im Randgebiet eines Infarkts) auftreten.

Das bloße Vorhandensein eines arrhythmogenen Substrats führt noch nicht zur Tachykardie. Vielmehr ist ein „Triggerfaktor" erforderlich (z. B. in Form von Extrasystolen), der zu umschriebenen Änderungen der Leitungseigenschaften der beteiligten Strukturen führen kann und dadurch eine

Prof. Dr. G. Breithardt, Medizinische Klinik und Poliklinik, Innere Medizin C, Albert-Schweitzer-Straße 33, D-4400 Münster

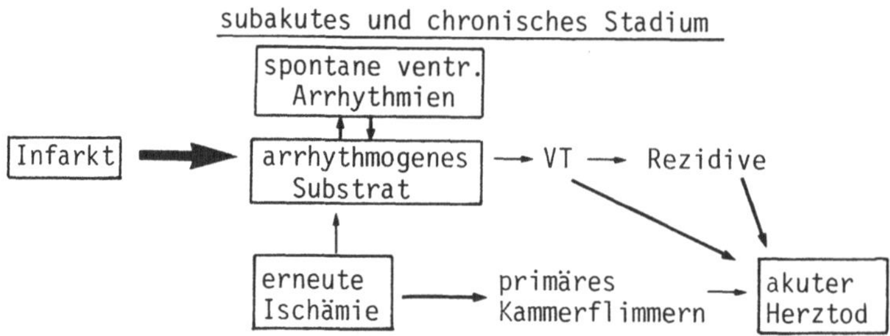

Abb. 1. Pathophysiologische Mechanismen, die zu anhaltenden ventrikulären Tachykardien oder zu Kammerflimmern und somit zum akuten Herztod nach Infarkt führen können

kreisende Erregung (Reentry) in Gang setzt. Kritische, zum Reentry führende Eigenschaften dieser Extrasystolen sind die Vorzeitigkeit, die Zahl der aufeinanderfolgenden Extrasystolen und der Abstand zwischen Entstehungsort dieser Triggerfaktoren und dem eigentlichen Reentrykreis.

Ein arrhythmogenes Gewebe kann z. B. im Bereich der Herzkammern akut als Folge von Ischämie auftreten oder chronisch in Form von fibrosiertem Myokard vorhanden sein. Ein typisches Beispiel für ein sich akut entwickelndes arrhythmogenes Gewebe ist der frische Myokardinfarkt, der häufig von Kammerflimmern begleitet wird. Die in dieser Situation auftretenden elektrophysiologischen Veränderungen sind im allgemeinen vorübergehender Natur. Bei einem älteren Infarkt kann ein derartiges arrhythmogenes Gewebe, meist in der Randzone eines Aneurysmas, permanent vorhanden sein. In diesem Fall entscheidet das Auftreten kritisch einfallender Extrasystolen über das Zustandekommen einer anhaltenden Tachykardie oder von Kammerflimmern.

Zahlreiche Untersuchungen haben ergeben, daß die Prognose nach Myokardinfarkt überwiegend von der Größe des Infarkts und der damit verbundenen Verminderung der Auswurffraktion bestimmt wird [3, 21]. Man könnte erwarten, daß eine Beeinträchtigung der linksventrikulären Funktion im weiteren Verlauf zur Herzinsuffizienz führen sollte. Auch wenn dies der Fall sein kann, sprechen zahlreiche Befunde dafür, daß das Vorhandensein einer linksventrikulären Kontraktionsstörung wesentlich enger mit einem späteren akuten Herztod verbunden ist. Dies könnte darauf beruhen, daß mit zunehmender Beeinträchtigung der linksventrikulären Funktion auch die Wahrscheinlichkeit von ventrikulären Tachyarrhythmien zunimmt. Hierfür ist wahrscheinlich die Tatsache verantwortlich, daß bei größeren Infarkten eher mit dem Vorhandensein eines arrhythmogenen Substrats gerechnet werden muß. Verschiedene Untersuchungen haben gezeigt, daß sog. ventrikuläre Spätpotentiale, die als nichtinvasive Indikatoren für das Vorhandensein eines arrhythmogenen Substrats gewertet werden, bei Patienten mit ausgedehnterer linksventrikulärer Dysfunktion häufiger sind als bei solchen mit umschriebener Kontraktionsstörung [5, 7]. Abnorme, fragmentierte elektrische Potentiale im Randgebiet eines Aneurysmas werden häufiger bei Patienten mit ventrikulären Tachykardien als bei solchen ohne ventrikulären Tachykardien gefunden [5, 7, 26]. Zudem können ventrikuläre Tachykardien bei Patienten mit ausgedehnterer linksventrikulärer Kontraktionsstörung häufiger ausgelöst werden als bei Patienten ohne diesen Befund [6, 14, 26].

Für die prognostische Bedeutung von Extrasystolen spielt somit das Vorhandensein eines arrhythmogenen Substrats eine entscheidende Rolle. Dies gilt nicht nur für Patienten mit Zustand nach Infarkt, bei denen in einem nicht unbeträchtlichen Prozentsatz mit dem akuten Herztod gerechnet werden muß, sondern auch für Patienten mit supraventrikulären Arrhythmien. So stellt beim WPW-Syndrom die akzessorische Bahn das eigentliche arrhythmogene Substrat dar, welches für die prognostische Bedeutung ausschlaggebend ist. Sofern diese eine sehr kurze Refraktärzeit hat, kann es beim Auftreten von Vorhofflimmern zu extrem rascher Überleitung der Erregung auf die Kammern und damit u.U. zum Übergang in Kammerflimmern kommen. Dies kann insbesondere dann begünstigt werden, wenn eine Begleiterkrankung (z.B. eine koronare Herzkrankheit oder eine linksventrikuläre Funktionsstörung) vorliegt [25]. Supraventrikuläre Arrhythmien können unter Umständen die Entstehung ventrikulärer Tachyarrhythmien begünstigen. So haben wir das Auftreten von Kammerflimmern während einer Tachyarrhythmiephase bei Vorhofflimmern bei einem Patienten mit schwerer 3-Gefäß-Erkrankung beobachtet (Abb. 2). Bei einem anderen Patienten mit WPW-Syndrom, ebenfalls mit koronarer Herzkrankheit, führte eine atriale Tachyarrhythmie zu raschen Kammeraktionen mit konsekutivem Übergang in Kammerflimmern (Abb. 3). Als Mechanismen

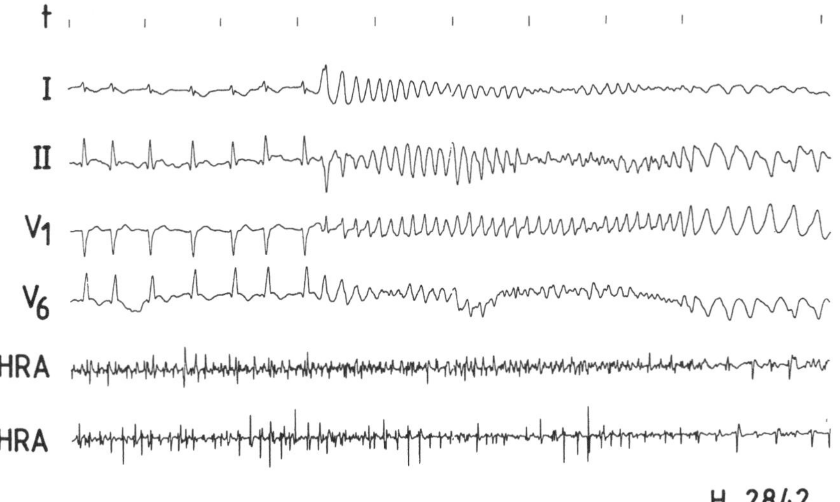

Abb. 2. Auftreten von Kammerflimmern bei einem Patienten mit schwerer koronarer Dreigefäßerkrankung während einer erst seit wenigen Minuten bestehenden Episode von Vorhofflimmern, das im Rahmen einer elektrophysiologischen Untersuchung ausgelöst wurde. *Von oben nach unten:* Zeitsignal (1 s), Ableitungen I, II, V₁, V₆ sowie intraatriale Ableitungen (*HRA*)

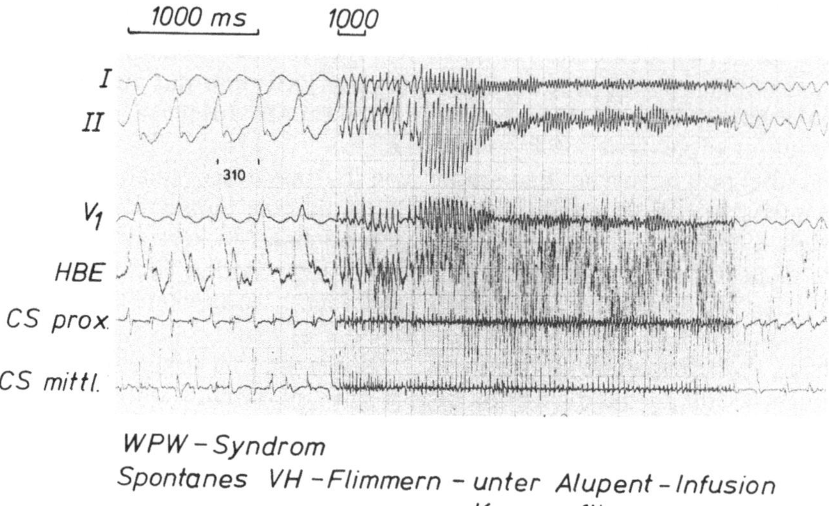

Abb. 3. Auftreten von Kammerflimmern bei einem Patienten mit koronarer 3-Gefäß-Erkrankung, WPW-Syndrom und voraufgegangener Reanimation ohne Nachweis eines frischen Infarkts. Während der elektrophysiologischen Untersuchung unter Alupentinfusion spontanes Vorhofflimmern/-flattern, das in Kammerflimmern übergeht

Tabelle 1. Sieben goldene Regeln, die vor Beginn einer antiarrhythmischen Therapie beachtet werden sollten [10]

1. Ermittle sorgfältig die Ätiologie, den Mechanismus und den Ursprungsort der Arrhythmie
2. Sammle alle über frühere antiarrhythmische Therapieversuche erhältlichen Informationen (insbesondere Ergebnis und Nebenwirkungen der Therapie)
3. Schließe das Vorhandensein anderer potentiell möglicher arrhythmogener Substrate aus, die durch Antiarrhythmika demaskiert werden könnten und somit zu neuen Arrhythmien führen können
4. Wäge sorgfältig den potentiellen Nutzen und die Risiken der Therapie durch Gegenüberstellung der Beschwerden und der prognostischen Bedeutung der Arrhythmie im Vergleich zu den Problemen, die durch die Therapie ausgelöst werden könnten, ab
5. Führe eine individuelle Therapie unter Beachtung von Begleitumständen (z. B. Linksinsuffizienz), die sich unter antiarrhythmischer Therapie verschlimmern könnten, durch
6. Sei mit den benutzten Antiarrhythmika vertraut
7. Benutze zunächst die minimal wirksame Dosis. Nicht immer müssen „maximal tolerable Dosen" gegeben werden. Arrhythmien können durch eine bestimmte Dosis eines Antiarrhythmikums unterdrückt werden, während sie u. U. durch höhere Dosierungen verschlimmert werden

kommen eine zunehmende Inhomogenität der Refraktärzeiten als Folge der wechselnden R-R-Intervalle und die Induktion einer Ischämie in Frage.

Für die prognostische Bewertung einer Arrhythmie hat die Grunderkrankung somit eine ganz entscheidende Bedeutung. Diese besteht zum einen darin, daß sie für das Vorhandensein eines arrhythmogenen Substrats verantwortlich sein kann; zum anderen bestimmt sie wesentlich die hämodynamischen Folgen einer Tachyarrhythmie (Ausmaß des Blutdruckabfalls) und hiervon abhängige weitere Reaktionen (z. B. Induktion einer Myokardischämie).

Aus diesen Überlegungen zur prognostischen Bedeutung von Arrhythmien ergeben sich einige Regeln, die vor Einleitung einer antiarrhythmischen Therapie beachtet werden sollten [10] (Tabelle 1).

Indikation zur antiarrhythmischen Therapie

Die Vielzahl der möglichen Indikationen für eine antiarrhythmische Therapie läßt sich auf 2 Grundformen zurückführen:

1. Behandlung der Symptomatik,
2. Verhütung des akuten Herztodes.

Auf der Grundlage dieser Einteilung lassen sich die Arrhythmien einteilen in „symptomatische" und in „prognostisch bedeutsame" Arrhythmien. Symptomatische Arrhythmien werden im allgemeinen als prognostisch harmlos angesehen. Hierzu gehören supraventrikuläre und ventrikuläre Extrasystolen bei Herzgesunden. Auch supraventrikuläre Reentrytachykardien können im allgemeinen als zwar gelegentlich in symptomatischer Hinsicht beeinträchtigend, jedoch als prognostisch günstig angesehen werden. Eine Ausnahme bildet jedoch z. B. der Patient mit WPW-Syndrom, dessen akzessorische Bahn eine extrem kurze Refraktärzeit haben kann. Auch das intermittierende oder permanente Vorhofflimmern kann im allgemeinen bei Fehlen eines WPW-Syndroms im Hinblick auf den akuten Herztod als harmlos angesehen werden. Bei Vorliegen einer kardialen Grunderkankung können jedoch auch supraventrikuläre Tachykardien oder Vorhofflimmern, die beim Herzgesunden lediglich zu Symptomen führen, prognostisch bedeutsam werden (Abb. 2 und 3).

Die von Herzrhythmusstörungen ausgehenden Symptome sind sehr vielfältig und werden häufig mißgedeutet. Das Spektrum reicht von Palpitationen, Druck in der Herzgegend, Beklemmungsgefühl, stoßartigem trockenen Husten, Druck in der Halsgegend, anginaähnlichen Beschwerden bis zu Schwindelanfällen und Synkopen. Insbesondere die Synkopen stellen einen fließenden Übergang zu den prognostisch bedeutsamen Arrhythmien dar. Dagegen werden prognostisch potentiell bedeutsame Arrhythmien (z. B. in der Postinfarktperiode) häufig vom Patienten nicht bemerkt, sondern nur durch ein Langzeit-EKG aufgedeckt. Diese Arrhythmien sowie die direkt bedrohlichen Arrhythmien wie z. B. anhaltende ventrikuläre Tachykardien werden trotz der durch sie hervorgerufenen Symptome nicht zu den symptomatischen, sondern zu den prognostisch bedeutsamen Arrhythmien gezählt.

Die Indikation zur Behandlung symptomatischer Arrhythmien ergibt sich erst dann, wenn nach Ausschluß einer kardialen Grunderkrankung (klinische Untersuchung, Röntgenbild, EKG, Echokardiographie, evtl. invasive Diagnostik) ein ausführliches Gespräch mit dem Patienten über die Harmlosigkeit der Arrhythmien langfristig nicht zum gewünschten Erfolg führt. In diesen Fällen wird man versuchen, möglichst nebenwirkungsarme Substanzen zu verabreichen und die Therapie zunächst einmal zeitlich begrenzt durchzuführen.

Arrhythmien, die eine prophylaktische Behandlung erfordern

Prognostisch bedeutsame Arrhythmien verlangen im Prinzip eine prophylaktische antiarrhythmische Behandlung. Zu diesen Formen gehören häufige (z. B. $\geq$ 10/h) monomorphe oder polymorphe ventrikuläre Extrasystolen, ventrikuläre Paare oder ventrikuläre Salven bei Patienten nach Myokardinfarkt [15, 21]. Diese werden dann als prognostisch ungünstig angesehen, wenn sie in einem 24-h-EKG in der unmittelbaren Postinfarktperiode (2.–3. Woche nach dem Infarkt) festgestellt werden. Das relative Risiko elektrokardiographisch gleichartiger Befunde nimmt jedoch deutlich ab, wenn sie erst längere Zeit nach dem Infarkt festgestellt werden [12]. Ein weiterer, prognostisch wichtiger Faktor ist das Ausmaß der durch einen Infarkt hervorgerufenen linksventrikulären Funktionsstörung. Patienten mit einer erniedrigten Auswurffraktion (z. B. unter 40%) haben unabhängig von der Art und Häufigkeit ventrikulärer Arrhythmien eine ungünstigere Prognose als Patienten mit einer höheren Auswurffraktion [2]. Die Mehrzahl der Untersuchungen hat für die spontanen ventrikulären Arrhythmien eine unabhängige prognostische Bedeutung ergeben. Die Prognose nach dem Infarkt wird aber nicht nur von der Art der nachgewiesenen ventrikulären Arrhythmien, sondern auch von deren Häufigkeit bestimmt [13].

Auch bei anderen kardialen Grunderkrankungen lassen sich gelegentlich häufige und komplexe ventrikuläre Arrhythmien (Paare und Salven) nachweisen. Hierzu gehören dilatative und hypertrophische Kardiomyopathien [3, 18–20], Aorten- und Mitralklappenfehler [22–24] oder z. B. der Mitralklappenprolaps [27]. Ihre prognostische Bedeutung ist bisher jedoch noch umstritten.

Ein weiteres Problem stellen Patienten mit WPW-Syndrom dar, bei denen im Rahmen einer elektrophysiologischen Untersuchung eine extrem kurze Refraktärzeit der akzessorischen Bahn in antegrader Richtung festgestellt wurde, die jedoch bisher noch keine Anfälle von atrialen Tachyarrhythmien mit schneller Überleitung auf die Kammern hatten. Ob derartige Patienten prophylaktisch behandelt oder sogar operiert werden sollten, ist bisher noch umstritten. Wir sehen derzeit keine Indikation zur Behandlung dieser Patienten, solange es noch nicht zu tachyarrhythmiebedingten Beschwerden wie Schwindelanfällen oder gar Synkopen gekommen ist. In letzterem Fall wäre eine eingehende elektrophysiologische Klärung indiziert.

Intermittierendes und permanentes Vorhofflimmern führen häufig zu Symptomen. In der Regel sind diese Arrhythmien jedoch aus prognostischer Sicht, zumindestens im Hinblick auf den akuten Herztod, als harmlos anzusehen. Ausnahmen sind die bereits erwähnten Patienten mit WPW-Syndrom und sehr kurzer Refraktärzeit der akzessorischen Bahn und die seltenen Patienten, bei denen Vorhofflimmern zu einer erheblichen Verschlimmerung einer kardialen Grunderkrankung mit den Zeichen der Herzinsuffizienz oder der Auslösung einer Ischämie (Abb. 2 und 3) führen kann. Die insbesondere bei Mitralvitien, jedoch auch bei anderen kardialen Grunderkrankungen (Linksherzinsuffizienz, dilatative Kardiomyopathie) erhöhte Quote arterieller Emoblien stellt jedoch häufig eine Indikation zu einer antiarrhythmischen Therapie dar. In diesen Situationen kann versucht werden, den Sinusrhythmus durch eine antiarrhythmische Therapie zu stabilisieren, da sonst eine Antikoagulanzientherapie entweder unumgänglich ist (z. B. bei Mitralvitien) oder zumindestens ernsthaft erwogen werden muß (Linksherzinsuffizienz, dilatative Kardiomyopathien). Auch bei Patienten mit idiopathischem Vorhofflimmern (ohne Nachweis einer kardialen Grunderkrankung) ist das Embolierisiko gering höher als in der Normalbevölkerung, so daß in diesen Fällen eine antiarrhythmische Therapie nicht nur zur Verbesserung der Symptomatik, sondern auch zur Vermeidung von arteriellen Embolien erwogen werden sollte.

Eine seltene, häufig aber bedrohliche Erkrankung stellt das idiopathische QT-Syndrom dar, dessen Nachweis auch bei Fehlen von Beschwerden im allgemeinen zu einer Dauermedikation mit einem Betarezeptorenblokker veranlassen sollte [28].

Auch wenn die hier genannten Arrhythmien aus prognostischer Sicht als bedeutsam angesehen werden können und somit grundsätzlich eine antiarrhythmische Therapie wünschenswert erscheinen lassen, ist im Einzelfall die Entscheidung zur Durchführung einer derartigen, oft lebenslänglichen Behandlung sehr schwierig. Daher sollten die in Tabelle 1 genannten Grundsätze sorgfältig beachtet werden.

Probleme der antiarrhythmischen Prophylaxe bei Postinfarktpatienten

Trotz der Vielzahl der heute zur Verfügung stehenden epidemiologischen Daten zur Prognose von Postinfarktpatienten ist die Entscheidung zu einer antiarrhythmischen Prophylaxe unverändert problematisch.

Es besteht kein Zweifel, daß mit steigender Häufigkeit der Zahl ventrikulärer Extrasystolen und bei Nachweis komplexer Arrhythmien das Risiko das akuten Herztodes insbesondere dann, wenn eine ausgeprägte linksventrikuläre Funktionsstörung zugrunde liegt, erheblich ansteigt. Wegen der Komplexität der zugrundeliegenden Mechanismen ist jedoch nicht zu erwarten, daß alle im Krankheitsverlauf akut versterbenden Patienten auch anhand derartiger Merkmale identifizierbar sind. So fand sich in der Placebogruppe der BHAT-Studie („Beta-blocker Heart Attack Trial") zwar eine Korrelation zwischen ventrikulären Arrhythmien (z. B. in Form von

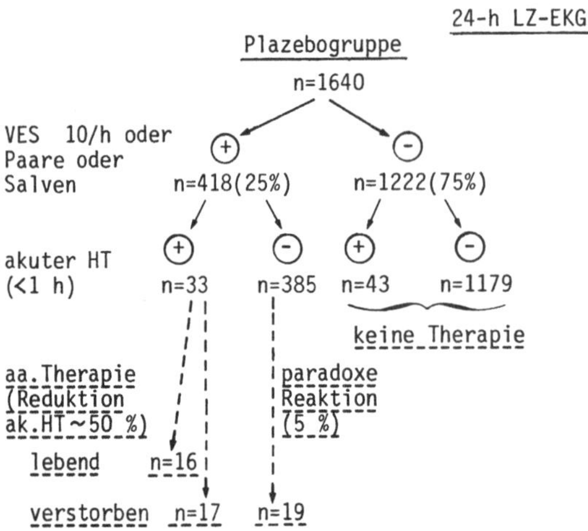

Abb. 4. Häufigkeit des akuten Herztodes bei mit Plazebo behandelten Patienten der BHAT-Studie [15]. 33 von 418 Patienten mit einem als abnorm definierten Befund im Langzeit-EKG verstarben akut. Dagegen verstarben 43 von 1222 Patienten ohne abnorme Befunde im Langzeit-EKG ebenfalls akut. Diese Patienten hätten aufgrund der Befunde des Langzeit-EKGs keine Therapie erhalten. Unterstellt man nun, daß einerseits eine antiarrhythmische (*aa.*) Therapie etwa die Hälfte der akuten Todesfälle (*ak.HT*) vermeidet, andererseits jedoch in 5% der Fälle eine paradoxe, evtl. lebensbedrohliche Reaktion auftreten kann, ergeben sich die im unteren Teil dargestellten, hypothetischen Zahlen, die letztlich keinen Nutzen der antiarrhythmischen Therapie mehr erkennen lassen. Dies bedeutet, daß alle Maßnahmen darauf ausgerichtet sein müssen, paradoxe Reaktionen frühzeitig zu erkennen, um einem eventuellen Nutzen der antiarrhythmischen Therapie nicht entgegenzuwirken

≧ 10 VES/h oder von Paaren oder Salven) und dem späteren Auftreten des akuten Herztodes [15] (Abb. 4). Die Bedeutung dieser Indikatoren wurde jedoch dadurch eingeschränkt, daß bei 43 von 76 akut verstorbenen Patienten diese Kriterien nicht erfüllt waren. Somit hätten diese Patienten anhand dieser Kriterien nicht identifiziert werden können. Ein weiteres Problem ergibt sich bei Betrachtung der Abb. 4. Unterstellt man, daß bei einer Behandlung der 33 letztlich gefährdeten Patienten die Häufigkeit des akuten Herztodes durch eine antiarrhythmische Therapie um 50% reduziert werden könnte, würde dies bedeuten, daß z. B. 16 von 33 Patienten vor dem akuten Herztod bewahrt werden könnten. Um dieses Ziel zu erreichen, müßten jedoch auch die restlichen 385 Patienten, die aufgrund des „positiven" Befundes im Langzeit-EKG ebenfalls als Risikopatienten eingestuft werden müßten, antiarrhythmisch behandelt werden. Nimmt man nun an, daß die antiarrhythmische Therapie bei bis zu 5% der Patienten zu paradoxen (arrhythmogenen) Effekten führen kann, bedeutet dies, daß einem Teil der sonst überlebenden Patienten als Folge der Therapie zumindest geschadet worden wäre, wenn er nicht sogar verstorben wäre. Somit ergibt sich auf der einen Seite ein Nutzen der antiarrhythmischen Therapie, auf der anderen ein in quantitativer Hinsicht nur schwer abzuschätzender Schaden.

Die Konsequenz aus diesen Überlegungen kann nur sein, die Entscheidung zu einer prophylaktischen antiarrhythmischen Therapie z. B. bei Postinfarktpatienten nur bei sehr häufigen singulären und häufigen repetitiven ventrikulären Extrasystolen zu fällen, wobei möglichst vorher das Ausmaß weiterer prognostisch bedeutsamer Faktoren ermittelt werden sollte. Die antiarrhythmische Therapie muß dann im Hinblick auf Wirksamkeit und Nebenwirkungen sorgfältigst überwacht werden, was in der Regel nur unter stationären Bedingungen möglich ist. Zur rechtzeitigen Erfassung evtl. lebensbedrohlicher paradoxer Wirkungen, die insbesondere während der ersten Tage der antiarrhythmischen Therapie auftreten können, wäre eine kontinuierliche Monitorüberwachung zu fordern, was leider oft unrealistisch ist.

In zukünftigen Untersuchungen wird zu prüfen sein, ob die Voraussage lebensbedrohlicher ventrikulärer Tachyarrhythmien nach dem Infarkt durch den Einsatz weiterer diagnostischer Verfahren (ventrikulärer Spätpotentiale oder programmierte Kammerstimulation) verbessert werden kann [6, 8].

Arrhythmien, die eine aggressive antiarrhythmische Therapie erforderlich machen

Arrhythmien, die eine symptomatische oder prophylaktische Therapie erforderlich machen, stellen unverändert die Domäne der medikamentösen Behandlung dar. Wegen der möglichen Nebenwirkungen der Antiarrhythmika sind dieser Form der Behandlung Grenzen gesetzt. Das breite Spektrum der heute zur Verfügung stehenden Maßnahmen inklusive nichtmedikamentöser Therapieverfahren [9] (Tabelle 2) wird heute bei direkt lebensbedrohlichen Arrhythmien eingesetzt. Hierzu gehören Patienten, bei

Tabelle 2. Indikation zu medikamentösen und nichtmedikamentösen Therapieformen bei verschiedenen supraventrikulären und ventrikulären Tachyarrhythmien

Arrhythmien	Medikamentös		Nichtmedikamentös			
	„Spontane Arrhythmien"	Elektrophysiol. Testung	Ablation	Operation	Anti-tachy. SM	Impl. Defib.
VH-Flimmern VH-Flattern	+ + +		+			
AV-Knoten-Reentrytachyk.	+ + +	+	?		(+)	
WPW-Syndrom	+ +	+ +	+	+		
Anhaltende VT	+	+ + +	+	+ +	(+)	(+)
Kammerflimmern	+	+ +				+ +

denen aus anscheinender Gesundheit heraus oder während einer stabilen Krankheitsphase Kammerflimmern auftritt. Kammerflimmern, das während der ersten 48 h eines Myokardinfarkts auftritt und sofort beendet wird, wird dagegen im allgemeinen als nicht für die Langzeitprognose bedeutsam angesehen. Anhaltende ventrikuläre Tachykardien (definiert als solche, die mehr als 30 s dauern) erfordern ebenfalls eine aggressive (prophylaktische) Therapie. Dies gilt insbesondere bei Vorliegen einer kardialen Grunderkrankung. Im allgemeinen handelt es sich um Patienten nach überstandenem Myokardinfarkt, bei denen derartige anhaltende ventrikuläre Tachykardien unvorhersehbar und oft in wechselnden Abständen rezidivierend auftreten und sogar zum akuten Herztod führen können. Seltener sind dagegen anhaltende ventrikuläre Tachykardien bei anderen kardialen Grunderkrankungen. In letzter Zeit hat das Auftreten ventrikulärer Tachykardien bei zunächst anscheinend gesunden Personen besonderes Interesse hervorgerufen, da eine eingehende Untersuchung oft das Vorliegen einer rechtsventrikulären arrhythmogenen Erkrankung (rechtsventrikuläre Dysplasie) ergeben hat [17].

Besonderes Augenmerk verlangt das erstmalige Auftreten einer Synkope nach überstandenem Myokardinfarkt. Sofern hierfür nach eingehender nichtinvasiver Diagnostik keine Ursache gefunden werden kann, sollte eine invasive elektrophysiologische Untersuchung sowie zusätzlich eine Angiokardiographie erfolgen. Zahlreiche Befunde weisen darauf hin, daß bei diesen Patienten die Synkopen durch unterschiedlich lange, offensichtlich selbstterminierende ventrikuläre Tachykardien ausgelöst werden, denen eine prognostisch große Bedeutung zukommen dürfte [4].

Weitere Situationen, in denen eine „aggressive" antiarrhythmische Therapie erforderlich ist, stellen das idiopathische QT-Syndrom mit Synkope sowie das WPW-Syndrom, ebenfalls mit Synkope oder sogar Zustand nach Reanimation dar. In beiden Fällen ist eine intensive antiarrhythmische Therapie, u. U. unter Einschluß operativer Maßnahmen erforderlich.

Die Indikation zu nichtpharmakologischen Maßnahmen bei tachykarden Arrhythmien ergibt sich dann, wenn diese trotz medikamentöser Therapie therapieresistent sind, wenn im Rahmen einer seriellen elektrophysiologischen Testung diese Arrhythmien unverändert auslösbar sind oder wenn (im Falle des WPW-Syndroms) unter antiarrhythmischer Therapie keine wesentliche Beeinflussung der Leitungseigenschaften einer akzessorischen Bahn erzielt werden kann.

Eine Übersicht über die Differentialindikation zu den verschiedenen antiarrhythmischen Maßnahmen gibt Tabelle 2.

Literatur

1. Bertrand ME, Lablanche JM, Tilmant PY, Thieuleux FA, Delforge MR, Carre AG, Asseman P, Berzin B, Libersa C, Laurent JM (1982) Frequency of provoked coronary arterial spasm in 1089 consecutive patients undergoing coronary arteriography. Circulation 65: 1299–1306
2. Bigger JT Jr, Fleiss JL, Rolnitzky LM, and the Multicenter Post-Infarction Research Group (1986) Prevalence, characteristics and significance of ventricular tachycardia detected by

24-hour continuous electrocardiographic recordings in the late hospital phase of acute myocardial infarction. Am J Cardiol 58:1151–1160

3. Borggrefe M, Kuhn H, Königer H, Stöter H, Breithardt G, Loogen F, Schulte HD, Bircks W (1983) Arrhythmias in hypertrophic obstructive and non-obstructive cardiomyopathy. Eur Heart J [Suppl] 4:245

4. Borggrefe M, Seipel L, Breithardt G (1984) Klinische und elektrophysiologische Befunde bei Patienten mit Synkope nach Myokardinfarkt. Z Kardiol 73:297–303

5. Breithardt G, Borggrefe M, Karbenn U, Abendroth RR, Yeh HL, Seipel L (1982) Prevalence of late potentials in patients with and without ventricular tachycardia: correlation to angiographic findings. Am J Cardiol 49:1932–1937

6. Breithardt G, Borggrefe M, Haerten K (1985) Role of programmed ventricular stimulation and non-invasive recording of ventricular late potentials for the identification of patients at risk of ventricular tachyarrhythmias after acute myocardial infarction. In: Zipes DP, Jalife J (eds) Cardiac Electrophysiology and Arrhythmias. Grune and Stratton, p 553–561

7. Breithardt G, Borggrefe M (1986) Pathophysiological mechanisms and clinical significance of ventricular late potentials. Eur Heart J 7:364–385

8. Breithardt G, Borggrefe M (1987) Recent advances in the identification of patients at risk of ventricular tachyarrhythmias: role of ventricular late potentials. Circulation 75:1091–1096

9. Breithardt G, Borggrefe M, Zipes DP (eds) (1988) Nonpharmacological therapy of tachyarrhythmias. Futura Publishing Company, Mount Kisco, NY

10. Brugada P (1987) Protocols of techniques in arrhythmia management. J Electrophysiol 1:23–29

11. Cats VM, Lie KL, van Capelle FJL, Durrer D (1979) Limitations of 24 hour ambulatory electrocardiographic recording in predicting coronary events after acute myocardial infarction. Am J Cardiol 44:1257

12. The European Infarction Study Group (1985) Decreasing prognostic significance of complex ventricular tachyarrhythmias in the late postinfarction period. Eur Heart J [Suppl 1] 6:111

13. The European Infarction Study Group (1985) Importance of quantitative analysis of ventricular arrhythmias to predict prognosis in postmyocardial infarction patients. Eur Heart J [Suppl 1] 6:111

14. Grande P, Pedersen A (1984) Myocardial infarct size: Correlation with cardiac arrhythmias and sudden death. Eur Heart J 5:622

15. Kostis JB, Byington R, Friedman LM, Goldstein S, Furberg C for the BHAT Study Group (1987) Prognostic significance of ventricular ectopic activity in survivors of acute myocardial infarction. J Am Coll Cardiol 10:231–242

16. Lombardi F (1986) Acute myocardial ischemia, neural reflexes and ventricular arrhythmias. Eur Heart J [Suppl A] 7:91–97

17. Marcus FI, Fonaine GH, Guiraudon G, Frank R, Laurenceau JL, Malergue C, Grosgogeat Y (1982) Right ventricular dysplasia: A report of 24 adult cases. Circulation 65:384–398

18. Meinertz T, Treese N, Kasper W, Geibel A, Hofmann T, Zehender M, Bohn D, Pop T, Just H (1985) Determinants of prognosis in idiopathic dilated cardiomyopathy as determined by programmed electrical stimulation. Am J Cardiol 56:337–341

19. Meinertz T, Treese N, Kasper W, Zotz R, Geibel A, Bechthold H, Rückel A, Pop T (1982) A comparison of programmed electrical stimulation and Holter monitoring in patients with coronary artery disease. Circulation 66:11–26

20. McKenna WJ, Harris L, Rowland E, Kleinebenne A, Krikler DM, Oakley CM, Goodwin JF (1984) Amiodarone for long-term management of patients with hypertrophic cardiomyopathy. Am J Cardiol 54:802–810

21. Moss AJ (1980) Clinical significance of ventricular arrhythmias in patients with and without coronary artery disease. Progr Cardiovasc Dis 23:33

22. Olshausen von K, Schwarz F, Apfelbach J, Röhrig N, Krämer B, Kübler W (1983) Determinants of the incidence and severity of ventricular arrhythmias in aortic valve disease. Am J Cardiol 51:1103–1109

23. Olshausen von K, Treese N, Schwarz F, Kübler W, Meyer J (1986) Ventrikuläre Arrhythmien bei Mitralklappenfehlern: Häufigkeit, Schweregrad und Beziehung zu hämodynamischen Parametern. Z Kardiol 75:196–201

24. Olshausen K von, Amann E, Hofmann M, Schwarz F, Mehmel HC, Kübler W (1984) Ventricular arrhythmias before and late after aortic valve replacement. Am J Cardiol 54:142–146
25. Podczeck A, Borggrefe M, Torner P, Budde T, Breithardt G (1987) Elektrophysiologische Befunde bei reanimierten Patienten mit WPW-Syndrom. Z Kardiol [Suppl] 76:2–41
26. Richards DA, Blake GJ, Spear JF, Moore EN (1984) Electrophysiologic substrate for ventricular tachycardia: correlation of properties in vivo and in vitro. Circulation 69:369–381
27. Savage DD, Levy D, Garrison RJ, Castelli WP, Kligfield P, Devereux RB, Anderson SJ, Kannel WB, Feinleib M (1983) Mitral valve prolapse in the general population. 3. Dysrhythmias: The Framingham Study. Am Heart J 106:582–586
28. Schwartz PJ (1985) Idiopathic long QT syndromes: progress and questions. Am Heart J 109:399–411

Therapie supraventrikulärer Tachyarrhythmien

M. SCHLEPPER und A. CONRAD

Dringlichkeit und Notwendigkeit einer antitachykarden Therapie supraventrikulärer Tachyarrhythmien werden generell von 4 Gegebenheiten bestimmt:

1. dem Befinden und der Befindlichkeit des Patienten,
2. den kardialen und extrakardialen Grundkrankheiten,
3. dem hämodynamischen Zustand des Patienten vor und während der Tachykardie,
4. dem elektrophysiologischen Mechanismus der Tachykardie.

Diese Faktoren können in beliebiger Kombination und unterschiedlicher Ausprägung erkennbar werden und von daher die Wahl der einzuschlagenden Therapie bestimmen.

Befinden und Befindlichkeit des Patienten werden am meisten beeinträchtigt durch anfallsweise auftretende Tachykardien, die infolge der reichlichen autonomen nervalen Versorgung der Vorhöfe und der suprabifurkationellen Leitungsstrukturen – anders als bei den paroxysmalen ventrikulären Tachykardien – häufig auch bei nicht erkennbaren kardialen Erkrankungen auftreten. Beispiele dafür sind paroxysmale Reentrytachykardien, bei denen auch akzessorische Bahnen Teil des Reentrykreises sein können, sowie das paroxysmale Vorhofflimmern und -flattern ohne kardiale Erkrankung: „lone atrial fibrillation“.

Bei paroxysmalem Vorhofflimmern lassen sich nach Coumel [8] 2 Formen abgrenzen:

Patienten, die ihre Anfälle bekommen, nachdem sich vor Eintritt des Vorhofflimmerns die RR-Abstände geringgradig verlängert haben. Diese vagoton ausgelösten Paroxysmen können anamnestisch identifiziert werden. Die Patienten bekommen ihre Anfälle in den frühen Morgenstunden und in der Verdauungsphase. Die bei absoluter Arrhythmie sich einstellende Kammerfrequenz ist nicht hoch, eine Urina spastica wird nicht angegeben. Zur Verhinderung dieser Paroxysmen sind Betarezeptoren und Mittel wie Propafenon, denen eine Betablockerwirkung eigen ist [9], kontraindiziert. Im Prinzip sind es alle Mittel, die die Herzfrequenz senken und somit auch Digitalis wegen seiner in hohen Dosen auch am Vorhof nachzuweisenden vagotonen Wirkung. Die Ausnahme bildet Amiodaron. Mittel der Wahl sind die Antiarrhythmika der Klasse I, wobei der Effekt von Chinidin

Prof. Dr. M. Schlepper, Kerckhoff-Klinik der Max-Planck-Gesellschaft, Benekestraße 4–6, D-6350 Bad Nauheim durch Zugabe von Verapamil erhöht werden soll, ohne daß es dafür eine elektrophysiologische Begründung gibt [1].

Dieser größeren Gruppe von Patienten steht eine kleinere Anzahl gegenüber, bei denen das auftretende Vorhofflimmern oder -flattern mit Phasen erhöhter Sympathikusaktivität verbunden ist. Diese Patienten geben an, die Anfälle bei oder direkt nach körperlicher Anstrengung, unter Streßbedingungen oder z. B. vor dem Frühstück zu bekommen. Die resultierende arrhythmische Kammerfrequenz ist bei diesen Formen deutlich höher als bei den vagoton ausgelösten, und eine Urina spastica wird nicht selten angegeben. Im EKG verringern sich die RR-Abstände um ca. 30–50 ms direkt vor Auftreten des Vorhofflimmerns oder -flatterns, das dann meist durch eine atriale Extrasystole ausgelöst wird. Die Behandlung mit Betarezeptorblockern ist hier indiziert als Mittel der ersten Wahl. Propafenon z. B., in einer Dosierung von 70 mg langsam intravenös gegeben, konvertierte während einer Katheteruntersuchung zufällig ausgelöstes Vorhofflimmern innerhalb von 30 min bei 62 von 67 Patienten. Bei einer Kontrollgruppe mit ähnlich gemischter Grundkrankheit hielt das Vorhofflimmern im Mittel 4,3 h an, wenn kein Propafenon gegeben wurde, wobei bei ungefähr 10% der Patienten später medikamentös konvertiert werden mußte.

Je länger das paroxysmale Vorhofflimmern besteht und je stärker eine kardiale Grundkrankheit, z. B. ein Mitralvitium oder eine Kardiomyopathie, in den Vordergrund tritt, desto mehr verwischen sich die Unterschiede zwischen vagotoner und sympathikoton vermittelter Auslösung. Auch beim „lone atrial fibrillation", bei dem per definitionem eine kardiale Grundkrankheit nicht erkennbar ist, liegen verborgene weitere elektrophysiologische Abnormalitäten vor, wenn sich z. B. das paroxysmale Vorhofflimmern im Rahmen eines Badykardie-Tachykardie-Syndroms entwickelt. Befunde von James haben gezeigt, daß in Fällen von Vorhofflimmern zu einem hohen Prozentsatz der Sinusknoten auch anatomisch Strukturveränderungen aufweist [12]. Dies hat insofern eine Bedeutung für die einzuschlagende Therapie bzw. deren Überwachung, als die meisten Antiarrhythmika Auswirkungen auf die Schrittmacherfunktion des Sinusknotens und sekundärer Zentren haben. In einer eigenen Nachuntersuchung, die zum Teil auf Auswertungen von Langzeit-EKG-Befunden, zum Teil auf der elektrophysiologischen Bestimmung der Sinusknotenerholungszeit beruht, wurden bei 36 von 97 Patienten mit paroxysmalem Vorhofflimmern unter der Behandlung Sinusknotenfunktionsbeeinträchtigungen festgestellt. 26 von diesen 97 Patienten wiesen ein adrenerg vermitteltes Vorhofflimmern auf, und obwohl deren Anfälle mit Betarezeptorenblockern kontrolliert bzw. um mindestens 75% gesenkt waren, zeigten 16 Patienten sowohl am Tage als auch nachts SA-Blockierungen höheren Grades. Von den 63 Patienten mit vagoton vermitteltem Vorhofflimmern wurden 31 mit Klasse I-Antiarrhythmika, und zwar ausnahmslos mit Chinidin, behandelt, 8 davon bekamen Sinusknotenfunktionsstörungen. 29 wurden mit Klasse-I- und -IV-Antiarrhythmika behandelt, 10 davon bekamen Sinusknotenfunktionsstörungen; von den 9 Patienten, die ausnahmslos mit Amiodaron behandelt wurden, bekam dagegen keiner eine Sinusknotenfunktionsstörung. Von den 8 Patienten, bei de-

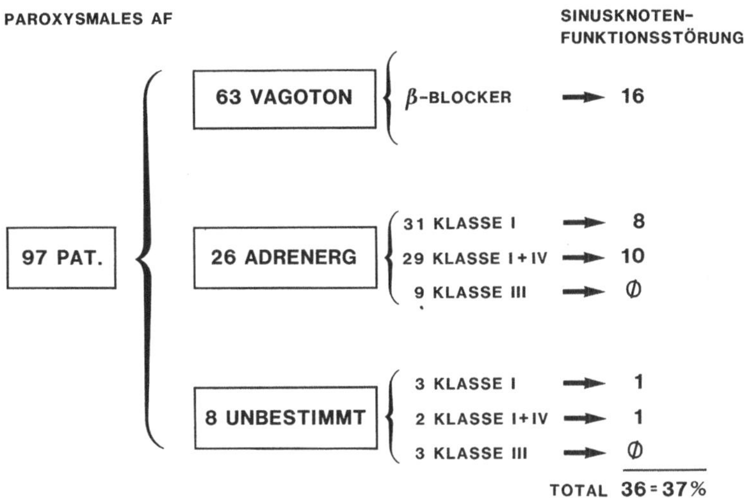

Abb. 1. Beeinträchtigung der Sinusknotenfunktion bei 97 Patienten mit paroxysmalem Vorhofflimmern ohne erkennbare Grundkrankheit durch verschiedene Antiarrhythmika

nen der Auslösemechanismus nicht bestimmt wurde, wurden 3 mit Klasse-I-Antiarrhythmika behandelt und einer bekam eine Sinusknotenfunktionsstörung. Von den zweien, die mit Klasse-I- und -IV-Antiarrhythmika behandelt wurden, bekam ebenfalls einer eine Sinusknotenfunktionsstörung, von den 3 Patienten, die ausschließlich mit einem Klasse-III-Antiarrhythmikum behandelt wurden, wiederum keiner. Die mittlere Behandlungsdauer aller Patienten betrug 3,2 Monate (Abb. 1). Die Sinusknotenfunktionsstörung kann dabei Ausmaße annehmen, daß eine Schrittmacherbehandlung zusätzlich zu der antitachykarden Therapie notwendig wird. Diese könnte immer dann vermieden werden, wenn bei ungestörter AV-Überleitung permanentes Vorhofflimmern eintreten würde. Besonders wünschenswert wäre der Eintritt permanenten Vorhofflimmerns aus 2 Gründen: 1. aus der schon beschriebenen Möglichkeit, eine Schrittmachertherapie zu vermeiden und 2. auch wegen häufig auftretender und länger anhaltender Paroxysmen, die die Patienten, auch ohne daß objektive hämodynamische Zeichen bestehen, so belasten, daß sie arbeitsunfähig werden.

Wenn die AV-Leitung solcher Patienten nicht beeinträchtigt ist, was durch Bestimmung des Wenckebach-Punkts nachgewiesen werden kann, muß versucht werden, permanentes Vorhofflimmern zu induzieren. Weil 5 Patienten mit höhergradigen SA-Blockierungen bzw. ungenügender Kontrolle der Paroxysmen das Bild beherrschten, wurde der Versuch unternommen, elektrisch permanentes Vorhofflimmern zu induzieren. Zu diesem Zweck wird eine spezielle Verweilelektrode in den rechten Vorhof gelegt, die Patienten werden mit Digitalis hochaufgesättigt, und es wird Vorhofflimmern elektrisch induziert. In dieses Vorhofflimmern werden randomisiert Stimuli mit einer Frequenz von im Mittel 150/min von einem randomisierenden Schrittmacher für mindestens 14 Tage eingebracht. Bei 4 von 5 Patienten konnte so auch über eine Nachperiode gesichert permanentes Vorhofflimmern ausgelöst werden. Diese Methode ist aufwendig, die Patienten bedürfen einer ständigen Überwachung auf der Intensivstation, aber sie ist im Vergleich zu einer Schrittmacherimplantation billiger und effektiver und im Vergleich zu einer Ablation des His-Bündels weniger eingreifend.

Die Entscheidung zur medikamentösen oder elektrischen Konversion von Vorhofflattern und Vorhofflimmern zu Sinusrhythmus wird in hohem Maße von der Grundkrankheit bestimmt. Bei Hyperthyreose findet man in 5–30% permanentes Vorhofflimmern [3, 13]. Andererseits zeigen Untersuchungen von Brancart und Hennen, daß bei permanentem Vorhofflimmern ohne erkennbare kardiale Grundkrankheit bis zu 30% Schilddrüsenfunktionsstörungen nachzuweisen sind [6]. Da Schilddrüsenüberfunktionen behandelbar sind, so daß eine euthyreote Stoffwechsellage resultiert, wird man mit medikamentösen oder elektrischen Konversionsversuchen so lange warten, bis die Schilddrüsenbehandlung erfolgreich ist, und in der Zwischenzeit die Kammerfrequenz vorwiegend mit Betarezeptorenblockern kontrollieren. Wenn aber der Ausfall der Vorhofunterstützungsfunktion für die Kammerfüllung, z.B. bei Kardiomyopathie oder Mitralstenose, unmittelbar hämodynamische Auswirkungen zeigt, sollte unter allen Umständen versucht werden, Sinusrhythmus wiederherzustellen, wobei die prophylaktische Behandlung zur Vermeidung des Wiedereintritts von Vorhofflimmern oder Vorhofflattern infolge der kardiodepressorischen Wirkung der Antiarrhythmika die günstigen Auswirkungen des wiedereingetretenen Sinusrhythmus aufheben können.

In diesem Fall wird als Mittel der ersten Wahl das am wenigsten negativ inotrope Amiodaron zur Prophylaxe eingesetzt. Die elektrische Konversion erfolgt beim Vorhofflimmern stets durch R-Zacken getriggerte DC-Entladung, wobei wir den posterior-anterioren Stromdurchgang vorziehen. Bei Vorhofflattern hat man die Möglichkeit, durch überschnelle Vorhofstimulation mit 800–1000 Impulsen/min die mit und ohne anatomische Strukturen vorhandenen Reentrykreise zu zerstören. Bei etwa 60% aller Patienten wird Sinusrhythmus über ein kurzes zwischengeschaltetes Vorhofflimmern erreicht.

Ist permanentes Vorhofflimmern von Patient und Arzt akzeptiert, muß das Therapieschema geändert werden. Es gilt hier lediglich durch Beeinflussung der dromotropen Eigenschaften des AV-Knotens die Kammerfrequenz zu steuern. Mittel der ersten Wahl ist Digitalis, das seine vagoton vermittelte negativ dromotrope Wirkung erst bei relativ hohen Serumspiegeln entfaltet. Wegen der geringen therapeutischen Breite der Glykoside lassen sich Zusatzmedikationen mitunter nicht vermeiden. Die über Digitalis hinausgehende negative Dromotropie kann durch Betarezeptoren und Kalziumantagonisten vom Verapamiltyp gleichermaßen erreicht werden. Während der Nachtzeit ist bei nachlassendem Sympathikotonus meist eine zusätzliche Blockierung der AV-Leitung nicht nötig, so daß die Medikamente entsprechend ihrer Pharmakokinetik ausgewählt werden sollten

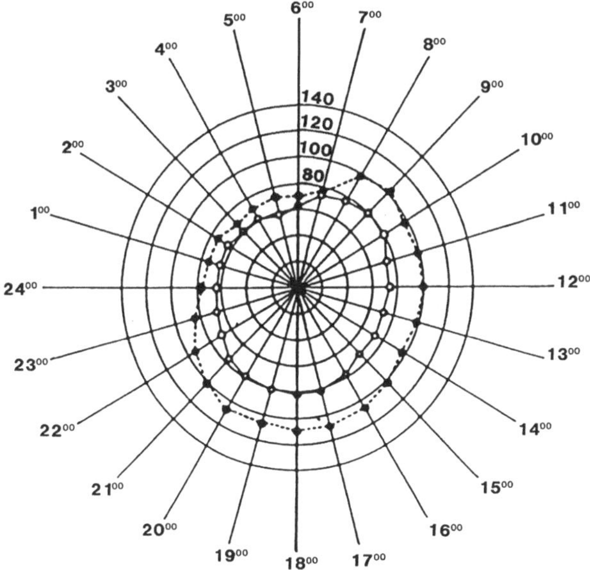

Abb. 2. Wirkung von Metoprolol (50 mg, 8.30 Uhr) auf die Kammerfrequenz bei nicht genügend kontrollierter Frequenzsenkung durch Digitalisglykoside. Mittelwerte von 10 Patienten mit (o–o) und ohne (●–●) Betablocker. Durch die kurze Halbwertszeit des Betablockers wird deutlich, daß über Tag die Kammerfrequenz in den Bereich um 80/min gesenkt wird. Ab 22.00 Uhr ist eine Wirkung nicht mehr anzunehmen, aber auch wegen nachlassendem Sympathikotonus nicht mehr nötig. Die Frequenzen gleichen sich an. Die mittleren Werte der Standardabweichungen sind aus Gründen der Übersichtlichkeit nicht eingezeichnet. (Aus [17])

(Abb. 2) [17, 18]. Nach unseren Untersuchungen ist in der Regel ein Kalziumantagonist vorzuziehen, da er bei vergleichbarer Frequenzsenkung unter Belastung eine hohe Pumpleistung bei niedrigen Füllungsdrücken gewährleistet (Abb. 3) [23].

Bei speziellen Leitungseigenschaften des AV-Knotens (sehr kleiner Knoten (?) oder sehr gute AV-Leitungskapazität) reichen medikamentöse Versuche oft nicht aus, um die Frequenz zu normalisieren. Hier kann die Leitungsbahn durch His-Bündel-Ablation zerstört werden [11], dieser Eingriff ist jedoch bei Patienten mit Vorhofflimmern nur selten anzuwenden (Abb. 4).

Ein Behandlungsschema für die atrialen ektopen Tachykardien, die mit oder ohne manifeste oder latente AV-Blockierung auftreten, gibt es nicht. Klasse-I-Antiarrhythmika, insbesondere die Klassen I a und I c, sind die zuerst anzuwendenden Mittel. Es liegen wenige Erfahrungen mit Amiodaron vor. Die ektopen Rhythmusstörungen sind häufig Vorläufer von Vorhofflimmern. Da sie eine langsame Grundfrequenz haben, wechselt die AV-Überleitung häufig zwischen 1:1 und 2:1. Gerade bei diesen Patienten ergeben sich häufig Probleme in der Kontrolle der Kammerfrequenzen, so daß hier die His-Bündel-Ablation als therapeutische Maßnahme ebenfalls

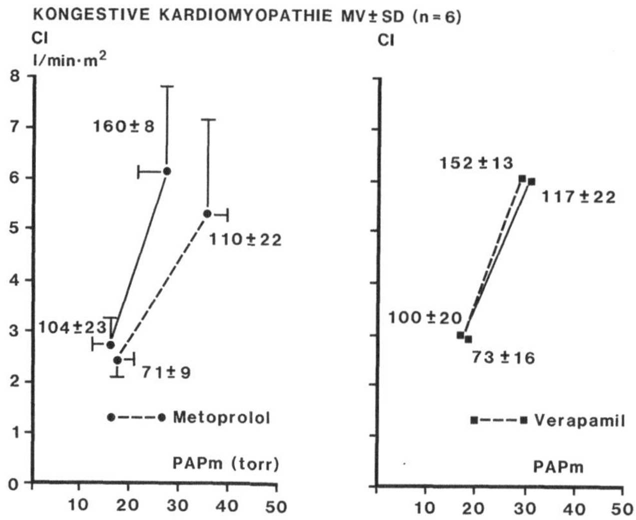

Abb. 3. Wirkung eines Betablockers (Metoprolol) und eines Calciumantagonisten (Verapamil) bei noch belastbaren Patienten mit Vorhofflimmern und kongestiver Kardiomyopathie (n = 6). Beide Pharmaka führen in Ruhe zu vergleichbarer Senkung der Kammerfrequenz. Auch die unter identischer Belastung erreichte Senkung der Kammerfrequenz ist vergleichbar. Bei Behandlung mit Metoprolol sinkt aber der Cardiac-Index (Ordinate) und der durch den Pulmonalarterienmitteldruck reflektierte Füllungsdruck des linken Ventrikels (Abszisse) steigt unter der Betarezeptorenblockerwirkung an. (Aus [23])

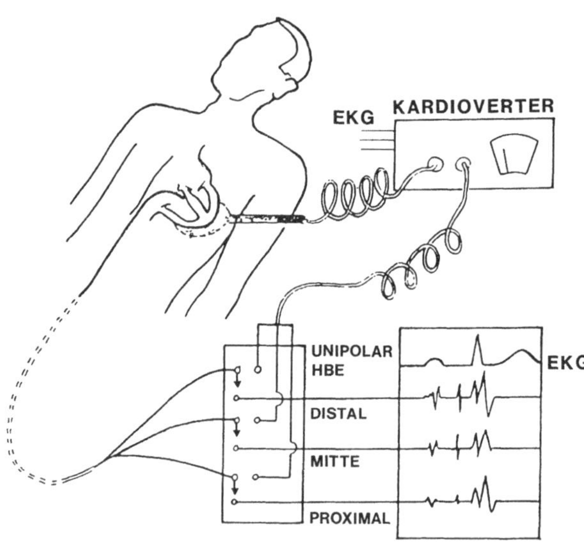

Abb. 4. Schematische Darstellung der His-Bündel-Ablation. Ausgewählt zu einem Pol der Stromzufuhr wird die Elektrode mit dem am besten abgebildeten und höchsten H-Potential. Die andere Elektrode wird als Rükkenelektrode plaziert. Bei beiden Verfahren (Gleichstromschock mit 200–300 Joule in Narkose oder Hochfrequenzablation ohne Narkose) ist das methodische Vorgehen identisch

in Erwägung gezogen werden muß. Bei monotopen atrialen Tachykardien ist die intraatriale Ablation des Fokus bisher nur bei einzelnen Patienten gelungen [5].

Bei Patienten mit sonst gesunden Herzen, die unter supraventrikulären Tachykardien leiden und eher in ihrem subjektiven Befinden gestört sind, liegt häufig ein auf den AV-Knoten beschränkter Reentrymechanismus vor. Bei Patienten mit akzessorischen Bahnen, auch wenn sie bei Sinusrhythmus nicht durch abnorme AV-Überleitung zu erkennen sind (concealed oder verborgenes WPW-Syndrom), liegen prinzipiell ähnliche Reentrymechanismen während eines Tachykardieanfalles vor. Wird während des Anfalls die akzessorische Bahn nur retrograd durchlaufen (beim verborgenen WPW-Syndrom immer), kann die Beteiligung dieser Bahn am Reentrykreis häufig, aber nicht immer, an der Lage und Konfiguration der P-Wellen auch im konventionellen EKG erkannt werden. Im letzteren Fall ist ein Unterschied gegenüber den junktionalen auf den AV-Knoten selbst beschränkten supraventrikulären Tachykardien nicht möglich. Von 2 parallel leitenden Bahnen hat die eine eine kurze Refraktärzeit und eine langsame Leitungsgeschwindigkeit (α-Bahn), die andere eine lange Refraktärzeit und eine schnelle Leitung (β-Bahn). Die Bahnen münden in einem gemeinsamen oberen und unteren Leitungsweg, der im Falle dieser Reentrytachykardien proximal durch atriales Gewebe und distal durch das His-Bündel gegeben ist. Voraussetzung für die kreisende Erregung ist das Bestehen einer erregbaren Lücke, die nur dann vorhanden ist, wenn die Gesamtleitungszeit aller beteiligten Strukturen länger ist als die Refraktärzeit der gerade durchlaufenen Struktur (Abb. 5). Das therapeutische Bemühen zielt darauf, die erregbare Lücke zu schließen. Das kann einmal dadurch geschehen, daß sich Refraktärzeit und Leitungsgeschwindigkeit im Reentrykreis unter dem Einfluß des Vagus ändern, wobei entweder in der β-Bahn die Leitungszeit verlängert oder die Refraktärzeit in der α-Bahn heraufgesetzt wird. Meist geschieht die Impulsblockierung allein durch den letzten Vorgang.

Dies kann durch einfache Vagusmanöver geschehen, über die der Patient unterrichtet werden muß. Medikamentöses Mittel der ersten Wahl ist Verapamil intravenös, das die Refraktärzeiten der AV-Knotenstrukturen er-

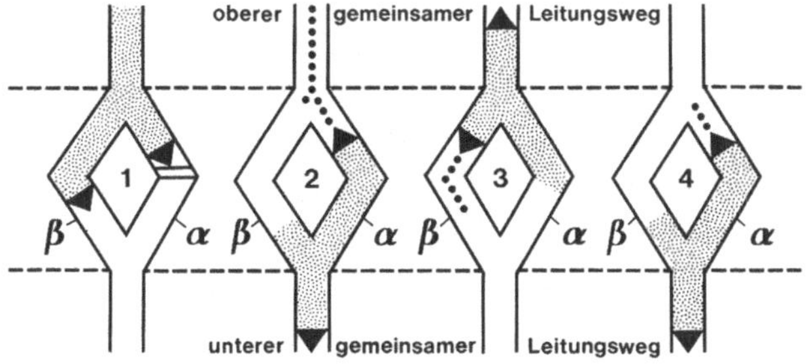

Abb. 5. Schematische Darstellung einer kreisenden Erregung. Bedingungen für kreisende Erregungen: *1* unidirektionaler Block einer Bahn ⫪ ; *2* verlangsamte Leitung in der anderen Bahn; *3* Erregungswelle < Leitungsstrecke; *4* Bestehenbleiben einer erregbaren Lücke ⋯⋯ ; ⫫ Erregungsfront; ▬▬ refraktäre Zone

höht sowie die Leitungskapazität herabsetzt und damit die erregbare Lücke
zu schließen vermag [16, 22]. Zur Prophylaxe eignet sich dagegen Verapamil weniger gut wegen seiner minderen Bioverfügbarkeit, so daß es in hohen Dosen von 400–600 mg gegeben wird und damit nicht ohne Nebenwirkungen ist. Da atriale und ventrikuläre Extrasystolen die häufigsten Auslö-
ser sind, kann die Prophylaxe gegen die Auslösemechanismen gerichtet
sein, wozu sich unter Berücksichtigung unterschiedlicher Einflüsse auf ve-
getativ vermittelte Faktoren alle Antiarrhythmika der Klasse I prinzipiell
eignen.

Auch hier ist bei ungenügender Kontrolle der Anfallshäufigkeit und
schwierigen Terminationsbedingungen die His-Bündel-Ablation in Erwägung zu ziehen. Als Interventionsverfahren sind aber hier antitachykarde
Schrittmacher vorzuziehen. Prinzip der antitachykarden Schrittmacher ist
es, durch programmierte Stimuli die erregbare Lücke zu schließen, was im
Katheterlabor fast immer gelingt. Die unter elektrophysiologischen Unter-
suchungsbedingungen ermittelte Echozone ist jedoch bei der starken vegetativen Beeinflussung dieser Strukturen keine konstante Größe. Die neueren Schrittmacher suchen sich dagegen selbsttätig mit Beginn der Tachykardie, ausgehend von einem vorgewählten, aber modifizierbaren Programm
den richtig zu plazierenden Stimulus, indem die Koppelungsintervalle zur
vorangehenden Vorhoferregung variiert werden. Der Schrittmacher muß
daher fest im Vorhof verankert sein und sowohl seine Sensing- als auch Sti-
mulationsfunktion müssen intakt sein. Andernfalls kann das antitachykarde
System Tachykardien auslösen.

Im vorliegenden Fall eines Patienten mit einem verborgenen WPW-
Syndrom (Abb. 6), wobei die akzessorische Bahn nur retrograd leitet, werden bei Lage der Elektrode im Vorhof die Vorhoferregungen, die den mit
„S" gekennzeichneten Stimuli vorausgehen, nicht detektiert. Der 5. Stimulus folgt nach dem QRS-Komplex und löst eine atriale Extrasystole aus, die
eine Reentrytachykardie triggert. In diesem Fall braucht der Schrittmacher
nur sein vorgewähltes Programm, um mit 3 atrialen Stimuli die Tachykar-

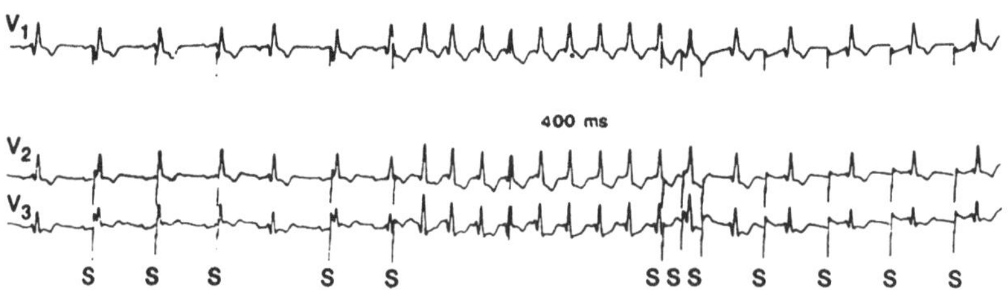

Abb. 6. EKG (V₁ bis V₃) nach Implantation eines antitachykarden Schrittmachersystems bei
einem Patienten mit verborgenem WPW-Syndrom. Die Sinus-P-Wellen der Kammerkomplexe
2, 3, 4, 6 und 7 werden offensichtlich nicht detektiert. Der 5. Stimulus (*S*) löst eine WPW-Ta-
chykardie mit einer Frequenz um 150/min aus. Nach erfolgreicher Termination durch 3 induzierte atriale Extrasystolen übernimmt der Schrittmacher mit seiner Demandfunktion
(70/min) die Führung, da nach der Termination vorübergehend ein Overdrive-Suppression-
Effekt vorliegt. (Aus [19])

die zu beenden. Da anschließend ein „overdrive suppression effect" eintritt, stimuliert der Schrittmacher im AAI-Modus. Während bei Reentry bei verborgenem WPW-Syndrom, also bei ausschließlich retrograder Leitung ein atriales antitachykardes System eingebaut werden kann, kann dies bei anterograd leitender akzessorischer Bahn nur dann geschehen, wenn sichergestellt ist, daß die Refraktärzeit der Bahn relativ lang ist. Bei Refraktärzeiten unter 250 ms verbietet sich der Einbau eines solchen Systems, da prinzipiell durch alle antitachykarden Schrittmacher Vorhofflimmern ausgelöst werden kann, und dann die Vorhoferregungen ungezügelt und ungebremst über die akzessorische Bahn die Kammern erreichen und Anlaß zu Kammertachykardien und Kammerflimmern und damit zu plötzlichem Herztod geben. Dies ist insbesondere wichtig, da aus bisher ungeklärten Ursachen bei Patienten mit Präexzitationssyndrom vom Typ WPW gehäuft Vorhofflimmern auftritt [7].

Die Diagnose von Vorhofflimmern mit orthodromer Leitung der Exzitationswelle über eine akzessorische Bahn muß immer dann in Erwägung gezogen werden, wenn eine „ventrikuläre Tachykardie" mit unregelmäßigen RR-Abständen vorliegt. Normalerweise kommt es dabei zu alternierenden Überleitungen über das normale Leitungssystem und die akzessorische Bahn, aber bei sehr kurzer Refraktärzeit fällt dieses Phänomen, das eine Anhiebsdiagnose erlaubt, fort. Pharmakologische Beeinflussung mit Veränderung der Leitungseigenschaften der akzessorischen Bahn kann dieses Phänomen hervortreten lassen. Dabei ist zweierlei zu berücksichtigen:

1. Das kürzeste RR-Intervall der resultierenden Kammerfrequenz entspricht der effektiven Refraktärzeit der akzessorischen Bahn.
2. Je kürzer die Refraktärzeit der akzessorischen Bahn in anterograder als auch in retrograder Richtung ist, desto schwerer ist die medikamentöse Verlängerung der Refraktärzeit [2, 25].

Als simpler Suchtest, um Patienten mit WPW-Syndrom als mögliche Kandidaten für diese gefährliche Art des Vorhofflimmerns zu identifizieren, kann daher die vorhandene oder weitgehend fehlende Beeinflussung der akzessorischen Bahn mit Antiarrhythmika der Klasse I, z.B. i.v.-Injektion von 50 mg Ajmalin gelten. Verliert sich das WPW-Syndrom oder verringert sich das Ausmaß der Präexzitation, ist bei einem solchen Patienten die elektrophysiologische Untersuchung, die immer die Induktion von Vorhofflimmern einschließt, nicht vordringlich. Die Indikation zur elektrophysiologischen Untersuchung und deren Wiederholung nach dem Versuch zur pharmakologischen Beeinflussung der akzessorischen Bahn und des normalen Leitungssystems ergibt sich immer dann, wenn Anfälle aufgetreten sind, und besonders dann, wenn Synkopen oder präsynkopale Zustände in der Anamnese zu eruieren sind.

Auch bei ventrikulären Tachykardien mit regelmäßigen RR-Abständen kann dem elektrokardiographischen Erscheinungsbild eine Vorhoftachykardie zugrundeliegen, entweder durch Aberranz der intraventrikulären Leitung bei hohen Frequenzen oder durch 1:1-Leitung einer ektopen Vorhoftachykardie über die akzessorische Bahn. Hier empfiehlt sich zumindest der Versuch, durch Carotisdruck oder durch i.v.-Gabe von Ajmalin oder Propafenon die Überleitung über die akzessorische Bahn zu beeinflussen. Differentialdiagnostisch ist die Makroreentrytachykardie mit anterograder Leitung über die akzessorische Bahn und Rückleitung über den normalen AV-Leitungsweg in Erwägung zu ziehen.

Unter den Mitteln, die zur Differentialdiagnose eingesetzt werden können, ist Verapamil bei anterograder Leitung über die akzessorische Bahn kontraindiziert. Sowohl beim Vorhofflimmern als auch bei ektopen Vorhoftachykardien kann die Leitungseigenschaft der akzessorischen Bahn sich so verbessern, daß gefährliche Kammertachykardien resultieren. Der Mechanismus dieser immer wieder dokumentierten Beeinflussung [15, 24] ist nicht klar. Intraatriale Erregungsausbreitungsveränderung, weitere Blockierung des AV-Knotens und indirekte Wirkung über durch Vasodilatation ausgelöste erhöhte Katecholaminaktivität werden diskutiert. Erst relativ neue Untersuchungen haben gezeigt, daß auch akzessorische Bahnen durch das vegetative Nervensystem beeinflußbar sind, so daß heute auch die Blockierung akzessorischer Bahnen durch z.B. Sotalol [4] ebenso zur routinemäßigen elektrophysiologischen Untersuchung gehört wie die Untersuchung der Wirkung von Isoprotenerol [26]. Reine Betarezeptorenblocker dagegen haben geringe Wirkung [20]. Die Therapie zur Anfallsprophylaxe richtet sich im Prinzip auf das Ausschalten der Triggermechanismen, d.h. wie bei der auf den AV-Knoten beschränkten Reentrytachykardie auf die Verhinderung von Extrasystolen. Gewisse Antiarrhythmika der Klasse I, z.B. Propafenon, haben eine zusätzliche ausgeprägtere Wirkung auf akzessorische Bahnen [14], indem sie die Refraktärzeit deutlich verlängern, wie auch z.B. Ajmalin.

Eine prophylaktische Behandlung zur Verhinderung von Vorhofflimmern mit Überleitung über die akzessorische Bahn sollte nicht versucht werden. Die chirurgischen Möglichkeiten, akzessorische Bahnen zu durchtrennen, sind ausgesprochen gut und mit geringem Risiko behaftet. Sie zerstören zudem endgültig die Strukturen, die sowohl Voraussetzungen für Reentrytachykardien sind als auch Anlaß für ventrikuläre Rhythmusstörungen mit plötzlichem Tod.

Ein junger Mann, der zum ersten Mal Vorhofflimmern mit Überleitung über die akzessorische Bahn und eine Synkope erlebt hat, sollte sofort der Operation zugeführt werden. In Zentren mit großer Erfahrung spielen nach wie vor unterschiedliche Lokalisationen der Bahnen zwar eine Rolle, die operativen Erfolge gleichen sich aber bei verschiedener Lokalisation weitgehend an [10]. Dagegen sind den interventionellen kardiologischen Verfahren erhebliche Grenzen gesetzt. Zunächst gelingt es selten, spezifische Potentiale von akzessorischen Bahnen zu registrieren, zum anderen führt jede interventionelle kardiologische Methode zu breitflächigen Läsionen und ist deswegen im Prinzip nur an der freien Wand des rechten Vorhofs zu benutzen. Die Anwendung im Septumbereich kann bereits zur Zerstörung des AV-Knotens führen, und die linke freie Wand kann nur über den Koronarsinus erreicht werden, über den Ablationen nicht durchgeführt werden dürfen.

His-Bündel-Ablationen mit Zerstörung des normalen AV-Leitungsweges erscheinen ideal, würden aber Reentrytachykardien verhindern und sollten nur in Fällen angewandt werden, bei denen die akzessorische Bahn eine lange Refraktärzeit hat und eine operative Behandlung – aus welchen Gründen immer – nicht mehr durchzuführen ist. Hinzu kommt, daß bei diesem Verfahren Patienten von der Leitung ausschließlich über die akzessorische Bahn abhängen. Diese ist bei langer Refraktärzeit in ihrem Leitungsverhalten instabil, deswegen ist eine zusätzliche Schrittmacherimplantation nicht zu umgehen. So wird dieses an sich einleuchtende Verfahren zur Verhinderung von Reentrytachykardien bei bestimmten Formen des Präexzitationssyndroms nur wenigen Patienten vorbehalten bleiben.

Literatur

1. Bachour G (1982) Antiarrhythmische Langzeittherapie mit Chinidin-Verapamil-Kombination. Herz/Kreislauf 14:33
2. Bär FW, Brugada P, Wellens HJJ (1982) Atrial fibrillation and pre-excitation. In: Kulbertus H, Olsson SB, Schlepper M (eds) Atrial fibrillation. Hässle, Mölndal, pp 179–191
3. Barker PS, Bohning AL, Wilson FN (1983) Auricular fibrillation in Graves' disease. Am Heart J 8:121
4. Borggrefe M, Breithardt G (1985) Elektrophysiologische Wirkung von Sotalol bei supraventrikulären Tachykardien. Z Kardiol 74:47
5. Borggrefe M, Breithardt G (1986) Ectopic atrial tachycardia pathway. JACC 8:441
6. Brancart M, Hennen G (1982) Atrial fibrillation and thyroid disease. In: Kulbertus HE, Olsson SB, Schlepper M (eds) Atrial Fibrillation. Hässle, Mölndal, Sweden
7. Campbell RWF, Smith RA, Gallagher JJ et al. (1977) Atrial fibrillation in the preexcitation syndrome. Am J Cardiol 40:514
8. Coumel P, Attuel P, Lavallee JP, Flammang D, Leclercq JF, Slama R (1978) Syndrome d'arythmie auriculaire d'origine vagale. Arch Mal Cœur 71:645
9. Coumel P, Leclercq JF, Attuel P (1981) Nadolol in arrhythmia. In: Gross F (ed) International experience with nadolol. Int Congr Symp Ser No 37. The Royal Society of Medicine and Academic Press, London, New York; Grune & Stratton, San Francisco, p 103–130
10. Cox JL (1985) The status of surgery for cardiac arrhythmias. Circulation 71:413
11. Gallagher JJ, Svenson RH, Kasell JH, German LD, Bardy GH, Broughton A, Critelli G (1982) Catheter technique for closed-chest ablation of the atrioventicular conduction system. New Engl J Med 306:194
12. James TN (1982) Diversity of histopathologic correlates of atrial fibrillation. In: Kulberuts HE, Olsson SB, Schlepper M (eds) Atrial Fibrillation. Hässle, Mölndal, Sweden
13. Kulbertus H (1973) Etats d'hyperfonctionnement thyroidien et troubles du rythme cardiaque. Rev Med Liège 28:347
14. Neuss H (1982) Klinische Pharmakologie von Propafenon. In: Schlepper M (Hrsg) 1. Internationaler Rytmonorm-Kongreß, München. Berlin, Heidelberg, New York
15. Neuss H, Schlepper M (1974) Influence of various antiarrhythmic drugs on functional properties of accessory AV pathways. Acta cardiol [Suppl] 18:279
16. Neuss H, Schlepper M, Spies HF (1975) Effects of heart rate and atropine on "dual AV-conduction". Br Heart J 37:1216
17. Neuss H, Schlepper M, Horn HG, Mitrovic V (1981) Nadolol in atrial fibrillation. In: Gross F (ed) International experience with nadolol. Int. Congr. Symp Ser No 37. The Royal Society of Medicine and Academic Press, London; Grune & Stratton, New York, San Francisco, p 145–153
18. Neuss H, Horn HG, Mitrovic V, Buss J, Schlepper M (1982) Senkung der Herzfrequenz bei tachykardem Vorhofflimmern durch den Calcium-Antagonisten Gallopamil. Z Kardiol 71:334

19. Neuss H, Conrad A, Kreuzer J (1985) Therapeutische Probleme bei paroxysmalen supraventrikulären Tachykardien älterer Patienten. Herz/Kreislauf 17:439
20. Neuss H, Conrad A, Mitrovic V, Schlepper M (1986) Electrophysiologic effects of an acute β-Blockade induced by Bisoprolol in patients with supraventricular tachycardia as assessed by His-bundle electrograms. J Cardiovasc Pharmacol [Suppl 11] 8:167–170
21. Penn CO (1987) Surgical treatment of the Wolff-Parkinson-White-Syndrome. Current Indications, Techniques and Results. In: Brugada P, Wellens HJJ (eds) Cardiac Arrythmias. New York
22. Schlepper M (1978) Profile of verapamil, a calciumantagonistic antiarrhythmic agent. In: Bayes A, Cosin J (eds) Diagnosis and treatment of cardiac arrhythmias. Pergamon Press, Oxford, pp 953–956
23. Schlepper M (1982) Control of ventricular rate in atrial fibrillation: role of the autonomous nervous system. In: Kulbertus HE, Olsson SB, Schlepper M (eds) Atrial Fibrillation. Hässle, Mölndal, Sweden
24. Spurrell RAJ, Krikler DM, Sowton E (1974) Effects of verapamil on electrohysiological properties of anomalous AV connexion in WPW syndrome. Br Heart J 36:256
25. Wellens HJJ, Farre J, Bär FW (1980) Wolff-Parkinson-White syndrome. Importance of initial length of effective refractory period of the accessory pathway. Am J Cardiol 46:665
26. Wellens HJJ, Brugada P, Roy D, Weiss J, Bär FW (1982) Effect of isoproterenol on the anterograde refractory period of the accessory pathway in patients with the Wolff-Parkinson-White syndrome. Am J Cardiol 50:180

Ventrikuläre Tachykardien: Serielle elektrophysiologische Testung zur Wirksamkeitskontrolle [1]

M. Borggrefe und G. Breithardt

Bei Patienten mit anhaltenden, symptomatischen ventrikulären Tachykardien oder Kammerflimmern ohne Hinweis für eine akute myokardiale Ischämie ist unter einer empirischen antiarrhythmischen Therapie mit einer 30 bis 50%igen Rezidivrate von ventrikulären Tachykardien bzw. mit akutem Herztod zu rechnen [1, 20, 27, 40]. Diese prognostisch ungünstigen Ergebnisse haben in den letzten Jahren zu Bestrebungen geführt, die Wirksamkeitskontrolle der antiarrhythmischen Therapie zu verbessern.

Pathophysiologie ventrikulärer Tachyarrhythmien

Zahlreiche klinisch-elektrophysiologische Beobachtungen sprechen dafür, daß der Mehrzahl der ventrikulären Tachykardien eine kreisende Erregung („reentry") zugrunde liegt, die erst beim Zusammentreffen zweier Faktoren entsteht. Ventrikuläre Extrasystolen, die als Auslösefaktoren anzusehen sind, müssen auf ein Gewebe treffen, das günstige Voraussetzungen für eine kreisende Erregung bietet (elektrophysiologisches Substrat). In dieser Situation kann das Ziel der antiarrhythmischen Therapie einerseits die Unterdrückung auslösender Extrasystolen, andererseits die Beseitigung der Bereitschaft zur kreisenden Erregung sein. Entsprechend kann sich die Therapiekontrolle grundsätzlich an diesen beiden Parametern orientieren, die unterschiedliche Verfahren zur Beurteilung der Wirksamkeit mit sich bringen. So wird das Ausmaß spontaner ventrikulärer Arrhythmien im Langzeit-EKG beurteilt. Spontane ventrikuläre Arrhythmien treten im Intervall zwischen tachykarden Anfällen bei Patienten mit anhaltenden ventrikulären Tachykardien oder Kammerflimmern jedoch nur in einem geringen Prozentsatz auf, so daß ein quantitativer Parameter zur Effektivitätsbeurteilung einer antiarrhythmischen Therapie für die Mehrzahl der Patienten mit ventrikulären Tachykardien nicht zur Verfügung steht.

Im eigenen Patientenkollektiv von 255 Patienten mit dokumentierten ventrikulären Tachykardien oder Kammerflimmern, bei denen ohne Antiarrhythmika ein Langzeit-EKG und nahezu simultan eine invasive elek-

Dr. M. Borggrefe, Medizinische Klinik und Poliklinik, Abteilung für Kardiologie, Pneumologie und Angiologie, Moorenstraße 5, D-4000 Düsseldorf 1

1 Unterstützt durch den Sonderforschungsbereich 242 (Koronare Herzkrankheit – Prophylaxe und Therapie akuter Komplikationen) der Deutschen Forschungsgemeinschaft

trophysiologische Untersuchung erfolgten, wiesen nur 30% der Patienten ausreichend häufige VES oder komplexe ventrikuläre Arrhythmien auf, an deren Unterdrückung die Wirksamkeit eines Antiarrhythmikums hätte vorausgesagt werden können [12, 25, 26]. Diese Befunde belegen, wie problematisch wegen des oft nur sporadischen Charakters dieser Arrhythmien die Kontrolle der antiarrhythmischen Therapie ist. Das zweite Verfahren, die invasive elektrophysiologische Untersuchung, prüft die Bereitschaft zu kreisenden Erregungen, indem mittels elektrophysiologischer Stimulationsverfahren (programmierte Stimulation) künstlich ventrikuläre Extrasystolen induziert werden und dann beobachtet wird, ob eine ventrikuläre Tachykardie entsteht [4, 5, 7, 8, 10, 16, 21, 22, 24, 30, 31, 38, 41]. Sofern dies gelingt, kann die programmierte Stimulation einerseits für eine weitere diagnostische Abklärung benutzt werden (Diagnosesicherung der ventrikulären Tachykardie; Lokalisationsdiagnostik) und andererseits versucht werden, den Patienten auf eine antiarrhythmische Therapie einzustellen. Als wirksam wird eine antiarrhythmische Therapie unter diesen Bedingungen dann angesehen, wenn die ursprünglichen ventrikulären Tachykardien entweder nicht mehr oder nur noch erschwert ausgelöst werden können [4, 5]. Falls jedoch bei serieller Austestung kein effektives Antiarrhythmikum gefunden wird, ist die elektrophysiologische Diagnostik die Basis für den Einsatz nichtpharmakologischer Behandlungsmethoden (automatischer implantierbarer Kardioverter/Defibrillator, gezielte antitachykarde Operation oder Katheterablation).

Methodik elektrophysiologischer Untersuchungsverfahren

Die reproduzierbare Initiierung der Kammertachykardie bzw. des Kammerflimmerns, wobei zunächst eine Kontrolluntersuchung ohne antiarrhythmische Medikation durchgeführt wird, ist Voraussetzung für die elektrophysiologische Untersuchung. Antiarrhythmika werden mindestens 5 Halbwertszeiten vorher abgesetzt. Zur Beurteilung von Sinusknotenfunktion, AV-Leitung, atrialer Vulnerabilität und VA-Leitung ist initial eine komplette elektrophysiologische Untersuchung erforderlich. Diese komplette elektrophysiologische Diagnostik dient dazu, zusätzlich vorhandene, abnorme Befunde, z. B. das Vorliegen zusätzlicher akzessorischer Leitungsbahnen oder eine abnorme AV-Leitung bzw. Sinusknotenfunktion, aufzudecken. Die Kenntnis derartiger Befunde kann insbesondere für die spätere antiarrhythmische Therapie von Bedeutung sein. Um die Neigung der Kammern zu Tachykardien zu beurteilen, werden 1–3 vorzeitige Impulse bei Sinusrhythmus und unterschiedlichen stimulierten Kammergrundrhythmen appliziert. Die Stromstärke der Stimulation beträgt dabei im allgemeinen das Doppelte der Schwellenreizstromstärke. Die Impulsdauer beträgt in der Regel 2 ms. Im eigenen Patientengut wird seit Jahren ein stufenweises, standardisiertes Stimulationsprotokoll mit Einzel- (S_2) und Doppelstimuli (S_2S_3) eingesetzt [5]. Das Stimulationsprotokoll beginnt mit der Applikation von Einzel- und danach Doppelstimuli während Spontanrhythmus; danach werden vorzeitige Impulse bei stimulierten Kammergrundrhythmen von 120, 140, 160 und 180/min abgegeben. Nach jedem 8. spontanen oder stimulierten ventrikulären Schlag wird ein vorzeitiger Stimulus (S_2) abgegeben, der, beginnend spät in der Diastole, in jeweils 10 ms kürzeren Intervallen bis zum Erreichen der effektiven ventrikulären Refraktärperiode angekoppelt wird. Danach wird das Kopplungsintervall des vorzeitigen Impulses (S_2) wieder um 10–20 ms verlängert. Der zweite vorzeitige Stimulus (S_3) wird dann mit einem Kopplungsintervall abgegeben, das etwa 100–200 ms länger ist als das S_1-S_2-Intervall und stufenweise um 10 ms verkürzt. Diese Stimulationssequenz wird strikt bei allen Kammergrundrhythmen beibehalten. Falls mittels dieses Stimulationsprotokolls eine beständige ventrikuläre Tachykardie induziert werden kann, ist das Ende dieses Untersuchungsteils erreicht. Ein Versuch zur Reproduzierung wird in der Regel nur dann unternommen, wenn keine Kardioversion erforderlich war, um die Tachykardie zu terminieren. Die Stimulation erfolgt zunächst im Bereich der rechtsventrikulären Spitze; falls hier keine beständige Tachyarrhythmie ausgelöst werden kann, wird dasselbe Stimulationsprotokoll mit denselben Stimulationsschritten im Bereich der rechtsventrikulären Ausstrombahn appliziert. Falls auch hier keine ventrikuläre Tachyarrhythmie ausgelöst werden kann, wird bei einer stimulierten Basiszykluslänge von 500 ms (S_1S_1) ein dritter vorzeitiger Stimulus zunächst im Bereich der rechtsventrikulären Spitze und danach evtl. bei Nichtauslösbarkeit der klinischen Tachyarrhythmie im Bereich der rechtsventrikulären Ausstrombahn appliziert. Falls die klinisch dokumentierte Tachyarrhythmie mit diesem ausführlichen Stimulationsprotokoll nicht ausgelöst werden kann, wird bei einer belastungsinduzierten ventrikulären Tachykardie die Untersuchung nach intravenöser Applikation von Isoproterenol durchgeführt. Die Dosis von Isoproterenol wird so titriert, daß es zu einer 20%igen Steigerung der spontanen Herzfrequenz kommt. Nur in Ausnahmefällen ist die Stimulation im Bereich des linken Ventrikels erforderlich.

Ziel der programmierten Ventrikelstimulation ist die reproduzierbare Auslösung der klinischen ventrikulären Tachyarrhythmie. Weitgehend, auch im angloamerikanischen Schrifttum, sind folgende Definitionen einer ventrikulären Tachykardie anerkannt [4, 5, 7, 8, 10, 16, 21, 22, 24, 30, 31, 38, 41]:

- *anhaltende ventrikuläre Tachykardie:* eine Kammertachykardie, die länger als 30 s anhält oder vorzeitig terminiert werden muß;
- *nichtanhaltende ventrikuläre Tachykardie:* eine Kammertachykardie, die innerhalb von 30 s spontan sistiert (Angabe der Tachykardiedauer in Anzahl nichtstimulierter QRS-Komplexe).

Die Induktion der Kammerarrhythmie ist abhängig von der Art der klinisch dokumentierten Arrhythmie (Kammerflimmern, monomorphe ventrikuläre Tachykardie, nichtanhaltende ventrikuläre Tachykardie), der Aggressivität des Stimulationsprotokolls und der zugrundeliegenden Herzerkrankung. Im eigenen Patientenkollektiv von 443 Patienten mit dokumen-

tierten ventrikulären Tachykardien oder Kammerflimmern konnte bei 75%
der Patienten ein pathologischer Befund der Ventrikelstimulation unter
Verwendung von bis zu 2 vorzeitigen Impulsen erhoben werden: bei 35 Patienten (8%) konnten nichtanhaltende ventrikuläre Tachykardien, bei 269
Patienten (61%) anhaltende ventrikuläre Tachykardien und bei 26 Patienten (6%) Kammerflimmern induziert werden. Bei 113 Patienten (25%)
konnten unter Verwendung von 2 vorzeitigen Impulsen nur 0–10 ventrikuläre Echoschläge ausgelöst werden. Die Induktionsrate der Kammerarrhythmie in Abhängigkeit von der klinisch dokumentierten Tachyarrhythmie ist in Abb. 1 dargestellt. Von 448 untersuchten Patienten hatten
72 eine einmalige Episode einer Kammertachykardie, 179 Patienten chronisch-rezidivierende ventrikuläre Tachykardien, 112 dokumentierten Kammerflimmern außerhalb einer akuten myokardialen Ischämie und 85 Patienten chronisch-rezidivierende ventrikuläre Tachykardien und Episoden
von Kammerflimmern. Bei 74% der Patienten mit einer einmaligen Episode
einer anhaltenden Kammertachykardie, bei 90% der Patienten mit chro-
nisch-rezidivierenden ventrikulären Tachykardien und bei 79% der Patienten mit dokumentierten monomorphen Kammertachykardien und Episoden von Kammerflimmern konnten abnorme Befunde der programmierten
Kammerstimulation erhoben werden. Die Auslösbarkeit einer ventrikulären Tachyarrhythmie bei Patienten mit Episoden von Kammerflimmern
(Zustand nach Herzstillstand und Reanimation) lag mit 48% signifikant
niedriger. Aus diesen Befunden kann man schließen, daß die Sensitivität
der programmierten Kammerstimulation bei Patienten mit monomorphen
ventrikulären Tachykardien am größten ist.
  Die Bedeutung unterschiedlicher rechtsventrikulärer Stimulationsorte
im Hinblick auf die Induktionsrate von ventrikulären Tachyarrhythmien

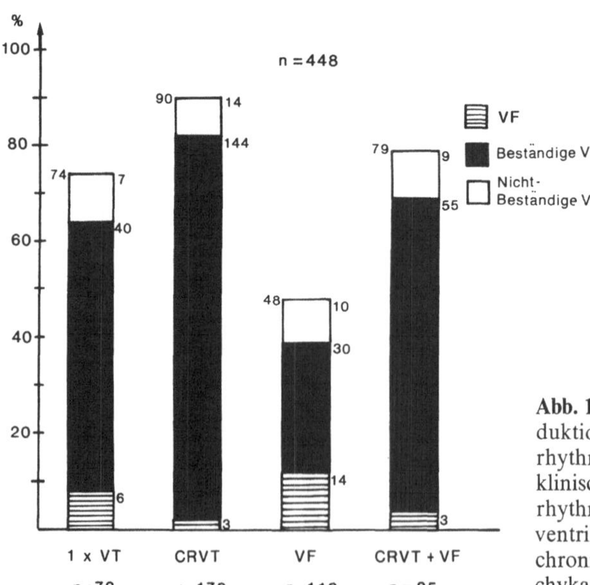

Abb. 1. Beziehung zwischen der Induktionsrate von Kammerarrhythmien in Abhängigkeit von der klinisch dokumentierten Tachyarrhythmie. (*VF* Kammerflimmern, *VT* ventrikuläre Tachykardie, *CRVT* chronisch-rezidivierende Kammertachykardien)

wurde von Doherty et al. [9] untersucht. 22 von 38 Patienten (58%) mit dokumentierten Kammertachykardien, deren klinische Arryhthmie nicht durch rechtsventrikuläre Stimulation von der Spitze aus auslösbar war, hatten bei der Stimulation des rechtsventrikulären Ausstromtrakts eine induzierbare anhaltende Tachyarrhythmie. Im eigenen Patientengut (n = 443 Patienten) konnte bei 51 Patienten (11%) die klinische Tachykardie durch Stimulation im Bereich der rechtsventrikulären Ausstrombahn induziert werden. Ähnliche Ergebnisse wurden von Morady et al. [34] mitgeteilt. Somit ist die Stimulation an einer zweiten rechtsventrikulären Stelle eher nur mit einem geringen Zuwachs an Sensitivität verbunden.

Mit der Applikation von mehr als 2 vorzeitigen Stimulationsimpulsen steigt zwar die Sensitivität, allerdings zu Lasten der Spezifität. Insbesondere bei Verwendung „aggressiver" Stimulationsprotokolle ist von einer höheren Ausbeute von induzierbaren polymorphen ventrikulären Tachykardien oder Kammerflimmern auszugehen [6, 18, 19, 28]. Im eigenen Patientenkollektiv wurden 81 Patienten mit dokumentierten Kammertachykardien oder Kammerflimmern, die mit 2 vorzeitigen Impulsen keine induzierbare ventrikuläre Tachykardie aufwiesen, mit 3 vorzeitigen Impulsen untersucht, wobei bei 10 Patienten eine anhaltende monomorphe ventrikuläre Tachykardie (12%) und bei 11 weiteren Patienten (13%) Kammerflimmern ausgelöst wurde. Dieser Zuwachs der Sensitivität des Stimulationsprotokolls geht somit überwiegend zu Lasten einer höheren Induktionsrate von Kammerflimmern. Mit der Applikation von bis zu 3 vorzeitigen Impulsen, der Anwendung unterschiedlicher Basiszykluslängen und der Stimulation an 2 rechtsventrikulären Stimulationsorten dürften ca. 75–90% der Patienten mit dokumentierten monomorphen ventrikulären Tachykardien induzierbare Arrhythmien aufweisen [11]. Patienten nach Herzstillstand hingegen weisen bei Stimulation mit bis zu 2 vorzeitigen Impulsen maximal bis 50% induzierbare Arrythmien auf. Unter Verwendung von 3 vorzeitigen Impulsen dürfte die Induktionsrate auf etwa 75–80% zu steigern sein [11]. Dies bedeutet, daß bei etwa 10–20% der Patienten mit dokumentierten monomorphen ventrikulären Tachykardien und 20–30% der Patienten nach Herzstillstand die serielle elektrophysiologische Testung nicht benutzt werden kann, um anschließend die Wirkung eines Antiarrhythmikums zu überprüfen.

Endpunkte der elektrophysiologischen Kontrolluntersuchung

Falls eine spontan aufgetretene ventrikuläre Tachykardie (sog. klinische Form der Tachykardie) elektrokardiographisch dokumentiert werden konnte, ist es Ziel der elektrophysiologischen Untersuchung, diese Arrhythmie zu reproduzieren. Leider liegen in etwa 30–50% der Fälle keine oder nur unvollständige elektrokardiographische Dokumentationen der klinischen Arrhythmie vor, so daß der Endpunkt der elektrophysiologischen Untersuchung schwer zu definieren ist und letztlich ein zuverlässiger, spezifischer

Endpunkt für den Untersuchungsgang fehlt. Falls mit einem wenig aggressiven Stimulationsprotokoll (Verwendung von maximal 2 vorzeitigen Impulsen) eine monomorphe ventrikuläre Tachykardie ausgelöst wird, sollte diese ventrikuläre Tachykardie Ausgangsbefund für eine weitere serielle Testung sein. Die Bedeutung induzierter polymorpher ventrikulärer Tachykardien und/oder induzierten Kammerflimmerns, insbesondere bei Patienten mit monomorphen Kammertachykardien, ist umstritten. Nach unserer Erfahrung sollte diesem Befund dann Bedeutung zugemessen werden, falls das Kammerflimmern bei einem Patienten mit dokumentierten monomorphen Kammertachykardien mit einem wenig aggressiven Stimulationsprotokoll ausgelöst wird (d. h. bei Verwendung von maximal 2 vorzeitigen Impulsen).

Ein weiteres Problem stellt die Induktion einer monomorphen Kammertachykardie dar, die eine andere Morphologie als die „klinische" Tachykardie aufweist. Auch hier sollte der Aggressivität des Stimulationsprotokolls Rechnung getragen werden. Tritt diese „nichtklinische" ventrikuläre Tachykardie bereits „früh" im Stimulationsmodus auf, so sollte versucht werden, durch Fortführen der Stimulation die klinische ventrikuläre Tachykardie zu reproduzieren. Falls dies nicht gelingt (Notwendigkeit von Kardioversionen, prädominante Auslösung einer andersartig konfigurierten Kammertachykardie), so sollte die ausgelöste ventrikuläre Tachykardie Endpunkt für weitere elektrophysiologische Testungen sein. Dieses Vorgehen wird zudem dadurch unterstützt, daß durch Katheteruntersuchung und intraoperative elektrophysiologische Untersuchung im Rahmen einer Lokalisationsdiagnostik gezeigt worden ist, daß eine ventrikuläre Tachykardie mit unterschiedlicher Konfiguration durchaus den gleichen Ursprungsort haben kann. Dies gilt insbesondere für ventrikuläre Tachykardien mit septalem Ursprung bei Patienten nach Vorderwandinfarkt (eigene Erfahrung).

Serielle Testung

Methodik

Die bisherigen Erfahrungen mit der künstlichen Induktion ventrikulärer Extrasystolen durch Elektrostimulation als ein Mittel, die Effektivität der antiarrhythmischen Therapie zu kontrollieren, sind vielversprechend [4, 5, 7, 8, 10, 16, 21, 22, 24, 30, 31, 38, 41]. Innerhalb einer kurzen Beobachtungszeit kann die antiarrhythmische Therapie so lange geändert werden, bis eine antiarrhythmische Mono- oder Kombinationstherapie gefunden worden ist, unter der die Tachykardien nicht mehr auslösbar sind.

Nach der elektrophysiologischen Kontrolluntersuchung (d. h. ohne Antiarrhythmika) sollte der Patient auf einer Wachstation beobachtet werden. Eine orale antiarrhythmische Medikation wird dann unter Berücksichtigung der zuvor als ineffektiv erkannten Antiarrhythmika eingeleitet. Weiterhin wird die Zeit beachtet, die notwendig ist, um therapeutische Blutspiegel eines Antiarrhythmikums zu erreichen. Wir ziehen eine orale Applikation der Antiarrhythmika einer intravenösen vor. Obwohl zur Abkürzung der oft langwierigen Austestung eines effektiven Antiarrhythmikums eine intravenöse Gabe wünschenswert wäre, sprechen eine Reihe von Argumenten für eine orale Testung:

1. Zwischen intravenöser und oraler Applikation besteht eine Diskordanz der Stimulationsergebnisse in etwa 25–50% der Testungen.
2. Die Rate von schwerwiegenden Komplikationen ist unter intravenöser Gabe von Antiarrhythmika deutlich höher.
3. Das Vorhandensein „aktiver" Metabolite und der unterschiedlichen Gewebsspiegel unter oraler Medikation lassen unterschiedliche elektrophysiologische Ergebnisse erwarten.
4. Unter oraler Aufsättigung können potentielle Nebenwirkungen, die die Compliance des Patienten mindern oder aber das Absetzen des Antiarrhythmikums erfordern, erkannt werden, bevor der Patient unnötigerweise unter der entsprechenden Substanz elektrophysiologisch untersucht wird.

Effektivitätskriterien

Die bisherigen Beobachtungen sprechen dafür, daß mit Hilfe wiederholter rechtsventrikulärer programmierter Stimulation der Effekt einer antiarrhythmischen Therapie und der weitere Verlauf der Erkrankung im Hinblick auf Rezidive vorausgesagt werden können [4, 5, 7, 8, 10, 16, 21, 22, 24, 30, 31, 38, 41]. Die Kriterien zur Effektivitätsbeurteilung einer antiarrhythmischen Therapie unter Verwendung der seriellen Testung sind jedoch nicht einheitlich definiert. Allgemein wird eine komplette Unterdrückung der Auslösbarkeit als Kriterium der Effektivität einer antiarrhythmischen Therapie angesehen [7, 8, 10, 16, 21, 22, 24, 30, 31, 38, 41]. Bei der Definition dieses Effektivitätskriteriums geht das jeweils verwendete Stimulationsprotokoll mit ein. Manche Autoren definieren eine ventrikuläre Tachykardie dann als nichtinduzierbar, wenn nach Komplettierung des gesamten Stimulationsprotokolls keine ventrikuläre Tachykardie mehr ausgelöst wird (dies kann auch die Applikation von bis zu 3 vorzeitigen Impulsen und Stimulation an 2 rechtsventrikulären Orten beinhalten). Andere Definitionen besagen, daß eine ventrikuläre Tachykardie als nichtinduzierbar gilt, wenn sie bei Verwendung des gleichen Stimulationsmodus (gleiche Stimulationsstufe) wie bei der Kontrolle nicht mehr auslösbar ist. Manche schließen in die Definition einer nichtauslösbaren Kammertachykardie auch induzierbare „nichtklinische" ventrikuläre Tachyarrhythmien mit ein und definieren eine ventrikuläre Tachykardie als nichtauslösbar, falls unter einem Antiarrhythmikum nur noch „neue", andersartig konfigurierte monomorphe Kammertachykardien, polymorphe Kammertachykardien oder Kammerflimmern induziert werden. Weiterhin ist die Anzahl induzierter QRS-Komplexe (nichtanhaltende Kammertachykardie) von vielen Autoren unterschiedlich definiert worden. Eine prospektive Untersuchung zur Bestimmung der maximalen Dauer einer nichtanhaltenden Kammertachykardie im Hinblick auf die Prognosebeurteilung eines Patienten liegt derzeit nicht vor.

Noch problematischer sind die Kriterien einer „partiellen Wirksamkeit" [4, 5]. Diese Kriterien beinhalten 1. eine erschwerte Auslösbarkeit, 2. eine Senkung der Frequenz der Kammertachykardie, 3. die Umwandlung einer anhaltenden Kammertachykardie in eine selbstterminierende ventrikuläre Tachykardie und 4. die Änderungen der Morphologie der Kammertachykardie (klinische versus nichtklinische Tachykardie).

Nach unserer Erfahrung haben sich folgende 3 Effektivitätskriterien [5] bei Durchführung serieller elektrophysiologischer Untersuchungen, die in einer prospektiven Untersuchung geprüft wurden [4], bewährt:

1. Eine Tachykardie gilt als *nicht mehr induzierbar,* wenn während einer einfachen oder doppelten vorzeitigen Stimulation bei keiner der Grundfrequenzen der Stimulation (Sinusrhythmus, stimulierte Frequenzen von 120, 140, 160 und 180/min) eine Tachykardie beobachtet wird.
2. Die Tachykardie gilt als *schwerer induzierbar,* wenn sie nicht bei der gleichen Stimulationsfrequenz initiiert werden kann, sondern erst bei einer im Vergleich zur Kontrolle um 40 Schläge/min höheren Frequenz des Grundrhythmus.
3. Die Induzierbarkeit gilt als *unverändert,* wenn die ventrikuläre Tachykardie auf die gleiche Weise wie bei der Kontrolluntersuchung initiiert werden kann oder wenn eine Induktion auf einer um eine Stufe höheren Grundfrequenz gelingt. Veränderungen der Frequenz der induzierten Kammertachykardie werden nicht berücksichtigt.

In Abb. 2 sind die Langzeitergebnisse dargestellt, die mittels serieller Testung nach medikamentöser bzw. operativer Therapie am eigenen Patientengut gewonnen wurden. Von 211 Patienten waren die ventrikulären Tachykardien nach medikamentöser oder chirurgischer Intervention bei 151 Patienten (72%) einstellbar und bei 60 Patienten (28%) unverändert induzierbar. Die Rezidivrate von ventrikulären Tachykardien der einstellbaren Patienten betrug 4% (6 von 151 Patienten) gegenüber 28% in der nichteinstellbaren Gruppe, die von akuten Herztodesfällen 1,3% gegenüber 13%.

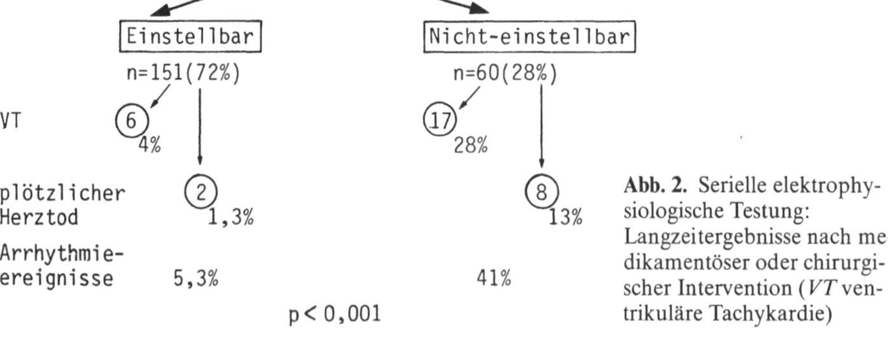

Abb. 2. Serielle elektrophysiologische Testung: Langzeitergebnisse nach medikamentöser oder chirurgischer Intervention (*VT* ventrikuläre Tachykardie)

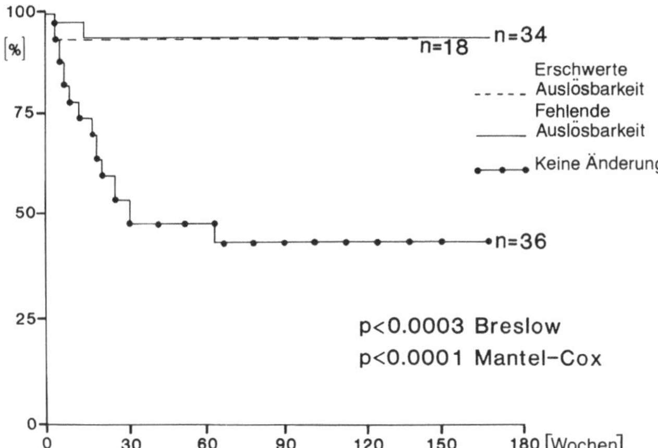

Abb. 3. Ergebnisse der seriellen elektrophysiologischen Testung bei medikamentöser Therapie

In der Gruppe der einstellbaren Patienten fand sich eine Arrhythmierezidivrate von 5,3%, die sich deutlich von der der nichteinstellbaren Patienten (41%) unterschied (p < 0,001). Somit sagt die serielle Testung die Langzeitprognose im Hinblick auf Arrhythmieereignisse voraus.

Bei der medikamentös eingestellten Gruppe konnte gezeigt werden, daß nicht nur die Unterdrückung der Auslösbarkeit einer Kammertachykardie, sondern auch die Erschwerung der Induzierbarkeit durch eine antiarrhythmische Therapie gleichermaßen den günstigen Langzeiteffekt voraussagen kann (Abb. 3). Beide Kriterien, erschwerte Auslösbarkeit und komplette Unterdrückung, waren gleichermaßen effektiv in der Vorhersage des Langzeiterfolgs der Therapie [4]. Nur einer von 18 Patienten (6%), bei denen ventrikuläre Tachykardien erschwert induzierbar waren, hatte ein Rezidiv einer Tachyarrhythmie; ähnliche Ergebnisse wurden in der Gruppe mit unterdrückter Auslösbarkeit beobachtet. In dieser Gruppe wiesen nur 2 von 34 Patienten (6%) ein Rezidiv auf. Somit hatten Patienten, bei denen eines dieser beiden Therapieziele mittels medikamentöser antiarrhythmischer Therapie erreicht werden konnte, eine vergleichbare Quote eines späteren arrhythmiebedingten Rezidivs.

Die Frage, die sich bei kritischer Betrachtung der Langzeitergebnisse der seriellen Testung aufdrängt, ist, inwieweit durch elektrophysiologische Testung nur die ohnehin wenig gefährdeten Patienten identifiziert werden oder aber ob die bessere Prognose dieser Patienten tatsächlich durch die antiarrhythmische Therapie bewirkt wird. Um dieser Frage nachzugehen, wurde zunächst bei den 88 medikamentös seriell eingestellten Patienten eine univariate Analyse durchgeführt, um die Variablen zu klassifizieren, die ein Risiko eines Rezidivs einer ventrikulären Tachykardie anzeigen. Bei dieser Analyse konnte gezeigt werden, daß klinische (Fehlen oder Vorhandensein einer koronaren Herzerkrankung, Art der klinischen Arrhythmie), hämodynamische (Ejektionsfraktion, Vorhandensein oder Fehlen von Aneurysma bzw. Akinesie) und elektrophysiologische Basisdaten (vorausgegangene Kardioversion, Defibrillation, Frequenz der Tachykardie, Induzierbarkeit der Tachykardie bei Spontanrhythmus) allein nicht in der Lage sind, den Patienten zu klassifizieren, der ein hohes Rezidivrisiko nach Entlassung aus dem Krankenhaus aufweist. Allein das Kriterium der fehlenden Einstellbarkeit bei serieller Testung erbrachte einen diagnostischen Gewinn. So hatte der Patient, dessen ventrikuläre Tachykardie während medikamentöser Testung unverändert auslösbar war, ein 8mal höheres Risiko („odds ratio"), im Verlauf ein Rezidiv einer Kammertachykardie zu entwickeln. Unter Verwendung der Multivarianzanalyse konnten diese Ergebnisse bestätigt werden. Somit kann gesagt werden, daß die fehlende Einstellbarkeit unabhängig von anderen klinischen, hämodynamischen und elektrophysiologischen Parametern den klinisch ungünstigen Verlauf im Hinblick auf Arrhythmierezidive dieser Patienten voraussagt.

Als weiteres Kriterium für die Wirksamkeit der ausgetesteten Medikation unabhängig von anderen klinischen Parametern, ist die Tatsache anzusehen, daß nach Absetzen einer effektiven Medikation innerhalb kurzer Zeit (wenigen Wochen) sich eine hohe Rezidivrate von Kammertachykardien oder akutem Herztod findet. Bei 95 medikamentös eingestellten Patienten (eigene Erfahrung) setzten 9 Patienten innerhalb von 7–131 Wochen die bis zu diesem Zeitpunkt „effektive" Antiarrhythmikamedikation ab. 6 dieser 9 Patienten hatten innerhalb von 2–16 Wochen ein Rezidiv einer Kammertachykardie oder verstarben plötzlich.

Effektivität unterschiedlicher getesteter Antiarrhythmika

Die unterschiedliche Wirksamkeit verschiedener Antiarrhythmika im Hinblick auf die fehlende Auslösbarkeit einer Kammertachykardie wurde retrospektiv bei 302 elektrophysiologischen Untersuchungen von 193 Patienten analysiert (eigene unveröffentlichte Befunde) (Tabelle 1). Es zeigt sich, daß es von seiten der Wirksamkeit kein Antiarrhythmikum der ersten Wahl gibt. Bei den Unterschieden zwischen den einzelnen Substanzen müssen

Tabelle 1. Effektivität verschiedener Antiarrhythmika auf die Unterdrückung stimulusinduzierter ventrikulärer Tachykardien

Antiarrhythmikum	Patienten		
	Gesamt	$\leqq$ 10 ventrik. Echoschläge	%
Sotalol	50	34	68
Amiodaron	45	3	7
Mexiletin	28	8	29
Disopyramid	26	12	46
Flecainid	51	12	24
Propafenon	43	7	17
Disopyramid + Mexiletin	59	18	31
Gesamteffektivität	302	95	31

einmal die unterschiedlichen Fallzahlen berücksichtigt werden, zum anderen wurden nicht alle Substanzen bei den gleichen Patienten geprüft, da immer dann, wenn ein effektives Antiarrhythmikum gefunden wurde, die Stimulationsserie beendet wurde. Hierbei wurde Amiodaron nur in den Fällen gegeben, in denen mehrere andere Antiarrhythmika versagt hatten. Das gleiche gilt für die Kombination verschiedener Antiarrhythmika. Die Gesamteffektivität in der Suppression einer stimulusinitiierten ventrikulären Tachykardie lag bei dieser retrospektiven Analyse bei 31%. Das Klasse-III-Antiarrhythmikum Sotalol scheint, falls Dosen von 320–480 mg tgl. tolerabel waren, eine größere Wirksamkeit zu besitzen [3].

Gültigkeit der Befunde der seriellen Testung

Obwohl in der Mehrzahl der bisher dokumentierten Studien Patienten mit unterschiedlichen kardialen Grunderkrankungen eingeschlossen wurden, haben die Ergebnisse der seriellen Testung im wesentlichen Gültigkeit für Patienten mit zugrundeliegender koronarer Herzerkrankung [4, 5, 7, 8, 10, 16, 21, 22, 24, 30, 31, 38, 41]. Die Anwendung der Stimulation bei Patienten mit dilatativer Kardiomyopathie, hypertropher Kardiomyopathie, Mitralklappenprolaps oder sog. „Herzgesunden" mit dokumentierten Kammertachykardien oder Kammerflimmern ist bisher nur unzureichend belegt. Die Wertigkeit der seriellen Testung für „ältere" und „neuere" Klasse-I-Antiarrhythmika und/oder Klasse-III-Antiarrhythmika ist ebenfalls umstritten. Während man derzeit davon ausgehen kann, daß die Wirksamkeit von Klasse-I-Antiarrhythmika in der oben beschriebenen Weise geprüft werden kann, ist die Übertragbarkeit der Ergebnisse auf Klasse-III-Antiarrhythmika umstritten. Nach eigener Erfahrung sagt das Ergebnis der programmierten Kammerstimulation auch unter Sotalol, ein Betablocker mit ausgeprägter Klasse-III-Aktivität [3], die Langzeitprognose der Patienten mit ventrikulären Tachykardien oder Kammerflimmern voraus. Die Bedeutung einer seriellen elektrophysiologischen Untersuchung bei Patienten, die mit Amiodaron behandelt werden, ist jedoch umstritten [2, 13–15, 17, 23, 29, 32, 33, 35–37, 39]. Eine Reihe von Untersuchungen hat gezeigt, daß eine unverändert bestehende Auslösbarkeit der ventrikulären Tachykardie unter Amiodaron nicht unbedingt einen günstigen klinischen Verlauf des Patienten ausschließt. Patienten, deren Arrhythmien unter Amiodaron erschwert auslösbar oder nicht mehr auslösbar sind, weisen ebenso wie Patienten unter Antiarrhythmika der Klasse I eine gute Prognose auf. Der Prozentsatz derjenigen Patienten mit erschwert oder nicht mehr auslösbaren Tachykardien ist jedoch klein (10–20%). Aufgrund dieser Beobachtung, daß anhaltende ventrikuläre Tachyarrhythmien weiterhin bei 80–90% der Patienten unter Amiodaron auslösbar waren, wurde initial die Wertigkeit einer elektrophysiologischen Testung zur Therapiekontrolle bei Patienten unter Amiodaron in Frage gestellt.

Im eigenen Patientenkollektiv von 73 Patienten mit lebensbedrohlichen therapierefraktären ventrikulären Tachykardien, die entweder klinisch oder im Rahmen elektrophysiologischer Untersuchungen nicht auf mindestens 3 „konventionelle" Antiarrhythmika ansprachen, wurde eine Behandlung mit Amiodaron durchgeführt. 78% der Patienten wiesen eine koronare Herzerkrankung auf. Die mittlere Ejektionsfraktion betrug $34 \pm 15\%$. Nach 14- bis 18tägiger Aufsättigung mit Amiodaron (1000 mg/tgl.) wurde eine erneute elektrophysiologische Untersuchung durchgeführt. Bei einem Patienten mußte die Behandlung wegen einer schweren Photosensibilität abgebrochen werden, die übrigen 72 Patienten wurden über einen Zeitraum von 17 ± 16 Monaten nachverfolgt. 28% der Patienten hatten ein Rezidiv einer Kammertachykardie. Unter Amiodaron waren bei 12 Patienten die ventrikulären Tachykardien erleichtert auslösbar, 45 Patienten zeigten keine Änderung der Induzierbarkeit, und 9 Patienten erwiesen sich als erschwert auslösbar. Bei 6 Patienten konnten keine Kammertachykardien mehr induziert werden. Die Rezidivrate ventrikulärer Tachykardien betrug 25% (erleichtert auslösbar) und 35% (unverändert auslösbar), wohingegen bei den elektrophysiologisch einstellbaren Patienten eine Rezidivrate von 11% bzw. 0% beobachtet wurde (Abb. 4). Der positive prädiktive Wert einer elektrophysiologischen Testung zur Voraussagbarkeit eines Therapieversagens betrug somit 93% und der negative prädiktive Wert 33% bei einer Spezifität von 95%. Die Sensitivität des Testes betrug jedoch nur 27%. Ähnliche Ergebnisse wurden von McGovern et al. [32] und Horowitz [23] mitgeteilt. Der negative prädiktive Wert ist somit deutlich niedriger als im Vergleich zu Testergebnissen unter Verwendung von Klasse-I-Antiarrhythmika, jedoch ist es unserer Ansicht nach möglich, Patienten auch unter Amiodaron zu identifizieren, die ein hohes Rezidivrisiko (im Bereich von 25–35%) bei Langzeittherapie aufweisen. Patienten ohne Änderung der Induzierbarkeit und mit hämodynamisch nichttolerablen Tachykardien haben insbesondere ein Rezidivrisiko und sollten deshalb ebenso wie Patienten, die auf andere Antiarrhythmika nicht ansprechen, anderen, nichtpharmakologischen Therapieverfahren zugeführt werden.

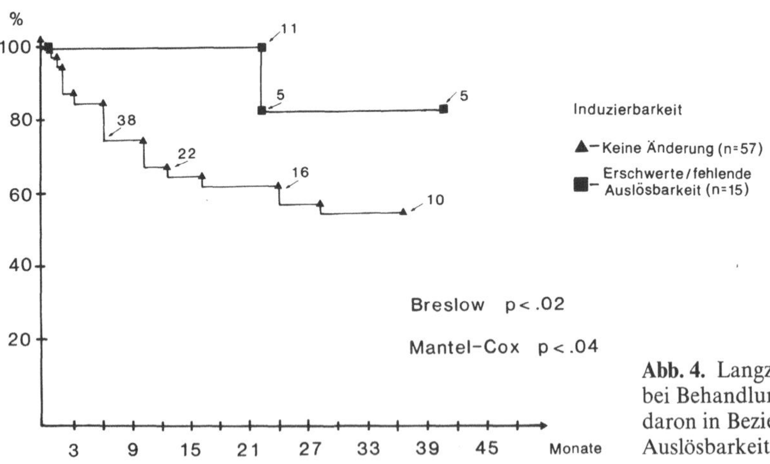

Abb. 4. Langzeitergebnisse bei Behandlung mit Amiodaron in Beziehung zur Auslösbarkeit

Zusammenfassung

Trotz einer Vielzahl methodischer Probleme und fehlender Standardisierung der Stimulationsprotokolle, der Effektivitätskriterien und der Arrhythmieendpunkte kommt der seriellen Testung bei Patienten mit lebensbedrohlichen ventrikulären Tachyarrhythmien eine entscheidende Bedeutung zu. Die serielle Testung ist nur bei Patienten möglich, bei denen eine ventrikuläre Tachykardie mittels programmierter elektrophysiologischer Untersuchung reproduzierbar induziert werden kann. Eine antiarrhythmische Dauermedikation ist dann effektiv, wenn ventrikuläre Tachykardien unter einer antiarrhythmischen Medikation nicht mehr ausgelöst werden können oder die Auslösebedingungen erschwert sind. Beide Effektivitätskriterien scheinen aufgrund unserer Erfahrung unter Benutzung eines standardisierten Stimulationsprotokolls gleichwertig zu sein, um den klinischen Verlauf der so eingestellten Patienten voraussagen zu können. Demgegenüber sind Patienten, bei denen unter allen Antiarrhythmika Tachykardien weiterhin unverändert induzierbar sind, trotz einer antiarrhythmischen Standardtherapie weiterhin durch das erneute Auftreten einer Tachykardie bzw. durch einen plötzlichen Herztod gefährdet. Bei diesen Rhythmusstörungen kommen gezielte antitachykarde Operationen, implantierbare Kardioverter-Defibrillatoren oder auch eine transvenöse Katheterablation in Frage.

Literatur

1. Armbrust CA, Levine SA (1950) Paroxysmal ventricular tachycardia: a study of one hundred and seven cases. Circulation 1:28–40
2. Borggrefe M, Breithardt G (1986) Predictive value of electrophysiologic testing in the treatment of drug-refractory ventricular arrhythmias with amiodarone. Eur Heart J 7:735–742
3. Borggrefe M, Podczeck A, Breithardt G (1986) Sotalol in ventricular tachyarrhythmias: electrophysiologic effects and long-term results (abstr 1243). Circulation 74 [Suppl II]:II-312
4. Borggrefe M, Breithardt G (1986) Abgestufte Kriterien zur Beurteilung der Effektivität einer antiarrhythmischen Therapie bei Patienten mit ventrikulären Tachyarrhythmien mittels serieller elektrophysiologischer Testung. Z Kardiol 75:70–79
5. Breithardt G, Seipel L, Abendroth R-R, Loogen F (1980) Serial electrophysiological testing of antiarrhythmic drug efficacy in patients with recurrent ventricular tachycardia. Europ Heart J 1:11–24
6. Brugada P, Green M, Abdollah H, Wellens HJJ (1984) Significance of ventricular arrhythmias initiated by programmed ventricular stimulation: the importance of the type of ventricular arrhythmia induced and the number of premature stimuli required. Circulation 69:87–92
7. Denes P, Wu D, Dhingra RC, Amat-y-Leon F, Wyndham CR, Mautrer RK, Rosen KM (1976) Electrophysiological studies in patients with chronic recurrent ventricular tachycardia. Circulation 54:229–236
8. Denes P, Wu D, Wyndham C, Dhingra R, Bauernfeind RA, Swiryn S, Rosen KM (1980) Chronic long-term electrophysiologic study of paroxysmal ventricular tachycardia. Chest 77:478–487

9. Doherty JU, Kienzle MG, Waxman HL, Buxton AE, Marchlinski FE, Josephson ME (1983) Programmed ventricular stimulation at a second right ventricular site: an analysis of 100 patients with special reference to sensitivity, specificity and characteristics of patients with induced ventricular tachycardia. Am J Cardiol 52:1184–1189

10. Fisher JD, Cohen HL, Mehra R, Altschuler H, Eschwer DJW, Furman S (1977) Cardiac pacing and pacemakers. II. Serial electrophysiologic-pharmacologic testing for control of recurrent tachyarrhythmias. Am Heart J 93:658–668

11. Gottlieb C, Josephson ME (1987) The preference of programmed stimulation-guided therapy for sustained ventricular arrhythmias. In: Brugada P, Wellens HJJ (eds) Cardiac Arrhythmias: Where To Go From Here? Futura Publishing Company, Inc, Mount Kisco, New York, p 421–434

12. Graboys TB, Lown B, Podrid PJ, DeSilva R (1982) Long-term survival of patients with malignant ventricular arrhythmia treated with antiarrhythmic drugs. Am J Cardiol 50:438–443

13. Greene HL, Graham EL, Werner JA et al. (1983) Toxic and therapeutic effects of amiodarone in the treatment of cardiac arrhythmias. J Am Coll Cardiol 2:1114

14. Haffajee CI, Love JC, Canada AT et al. (1983) Clinical pharmacokinetics and efficacy of amiodarone for refractory tachyarrhythmias. Circulation 67:1347

15. Hamer AW, Finerman WB, Peter T et al. (1981) Disparity between the clinical and electrophysiologic effects of amiodarone in the treatment of recurrent ventricular tachyarrhythmias. Am Heart J 102:992

16. Hartzler GO, Maloney JD (1977) Programmed ventricular stimulation in management of recurrent ventricular tachycardia. Mayo Clin Proc 52:731–741

17. Heger JJ, Prystowsky EN, Jackman WM et al. (1981) Amiodarone. Clinical efficacy and electrophysiology during long-term therapy for recurrent ventricular tachycardia or ventricular fibrillation. N Engl J Med 305:539

18. Herre JM, Mann DE, Luck JC, Magro SA, Wyndham CR (1983) Effect of third and fourth extrastimuli and increased current on programmed ventricular stimulation: a prospective study (abstr). Circulation 68:III-243

19. Herre JM, Mann DE, Luck JC, Magro SA, Figali S, Breen T, Wyndham CR (1986) Effect of increased current, multiple pacing sites and number of extrastimuli on induction of ventricular tachycardia. Am J Cardiol 57:102–107

20. Herrmann GR, Park HM, Hejtmancik MR (1959) Paroxysmal ventricular tachycardia: a clinical and electrocardiographic study. Am Heart J 57:166–176

21. Horowitz LN, Josephson ME, Farshidi A, Spielman SR, Michelson EL, Greenspan AN (1978) Recurrent sustained ventricular tachycardia. 3. Role of the electrophysiologic study in selection of antiarrhythmic regimens. Circulation 58:986–997

22. Horowitz LN, Josephson ME, Kastor JA (1980) Intracardiac electrophysiologic studies as a method for the optimization of drug therapy in chronic ventricular arrhythmia. Prog Cardiovasc Dis 23:81–98

23. Horowitz LN, Greenspan AM, Spielman SR et al. (1985) Usefulness of electrophysiologic testing in evaluation of amiodarone therapy for sustained ventricular tachyarrhythmias associated with coronary heart disease. Am J Cardiol 55:367

24. Josephson ME, Horowitz LN, Farshidi A, Kastor JA (1978) Recurrent sustained ventricular tachycardia. 1. Mechanisms. Circulation 57:431–440

25. Lown B (1979) Sudden cardiac death: the major challenge confronting contemporary cardiology. Am J Cardiol 43:313–328

26. Lown B (1982) Management of patients at high risk of sudden death. Am Heart J 103:689–697

27. Lundy CJ, McLellan LL (1934) Paroxysmal ventricular tachycardia: an etiological study with special reference to the type. Ann Int Med 7:812–836

28. Mann DE, Luck JC, Griffin JC, Herre JM, Limacher MC, Magro SA, Robertson NW, Wyndham CRC (1983) Induction of clinical ventricular tachycardia using programmed stimulation: value of third and fourth extrastimuli. Am J Cardiol 52:501–506

29. Marchlinski FE, Buxton AE, Flores BT et al. (1985) Value of Holter monitoring in identifying risk for sustained ventricular arrhythmia recurrence on amiodarone. Am J Cardiol 55:709

30. Mason JW, Winkle RA (1978) Electrode catheter arrhythmia induction in the selection and assessment of antiarrhythmic drug therapy for recurrent ventricular tachycardia. Circulation 58:971–985
31. Mason J, Winkle RA (1980) Accuracy of the ventricular tachycardia-induction study for predicting long-term efficacy of antiarrhythmic drugs. N Engl J Med 303:1073–1077
32. McGovern B, Garan H, Malacoff RF et al. (1984) Long-term clinical outcome of ventricular tachycardia or fibrillation treated with amiodarone. Am J Cardiol 53:1558
33. Morady F, Sauve MJ, Maline P et al. (1983) Long-term efficacy and toxicity of high dose amiodarone therapy for ventricular tachycardia or ventricular fibrillation. Am J Cardiol 52:975
34. Morady F, DiCarlo L, Winston S, Davis JC, Scheinman MM (1984) A prospective comparison of triple extrastimuli and left ventricular stimulation in studies of ventricular tachycardia induction. Circulation 70:52–57
35. Nademanee K, Hendrickson J, Cannon DS et al. (1981) Control of refractory life-threatening ventricular tachyarrhythmias by amiodarone. Am Heart J 6:759
36. Nademanee K, Singh BN, Hendrickson J et al. (1983) Amiodarone in refractory life-threatening ventricular arrhythmias. Ann Intern Med 98:577
37. Saksena S, Rothbart ST, Cappello G (1983) Chronic effects of amiodarone in patients with refractory ventricular tachycardia. Int J Cardiol 3:339
38. Swerdlow CH, Winkle RA, Mason JA (1983) Determinants of survival in patients with ventricular tachyarrhythmias. N Engl J Med 308:1436–1442
39. Waxman HL, Groh WC, Marchlinski FE et al. (1982) Amiodarone for control of sustained ventricular tachyarrhythmia: clinical and electrophysiologic effects in 51 patients. Am J Cardiol 50:1066
40. Williams C, Ellis LB (1943) Ventricular tachycardia: an analysis of thirty-six cases. Arch Int Med 71:137–156
41. Wu D, Wyndham CR, Denes P, Amat-y-Leon F, Miller RH, Shingra RC, Rosen KM (1977) Chronic electrophysiological study in patients with recurrent paroxysmal tachycardia: a new method for developing successful oral antiarrhythmic therapy. In: Kulbertus HE (ed) Re-entrant Arrhythmias. Mechanisms and Treatment. MTP Lancaster, p 294–311

Vergleichende Untersuchung von Ajmalin und Lidocain bei ventrikulären Tachyarrhythmien [1]

M. MANZ und B. LÜDERITZ

Einleitung

Das plötzliche Auftreten einer ventrikulären Tachykardie stellt eine lebensbedrohliche Situation dar, da Kammertachykardien mit Hypotension oder kardiogenem Schock einhergehen und schließlich in Kammerflimmern degenerieren können. Es wird eine umgehende Unterbrechung der Kammertachykardie angestrebt, bevor es zu metabolischen Veränderungen kommt. Führt die ventrikuläre Tachykardie unmittelbar zum kardiogenen Schock oder zur Bewußtlosigkeit, so ist eine sofortige Elektroschockkardioversion angezeigt. Persistiert die Kammertachykardie zunächst ohne gravierende hämodynamische Beeinträchtigung, so kommt die medikamentöse Unterbrechung der tachykarden Rhythmusstörung in Betracht. In Anlehnung an die antifibrillatorische Wirksamkeit von Lidocain beim akuten Myokardinfarkt wird zur Unterbrechung der Kammertachykardie Lidocain als Mittel der ersten Wahl empfohlen, obwohl hierzu keine systematischen Untersuchungen vorliegen [8]. In einer prospektiven Untersuchung wurde deshalb die Effektivität von Lidocain für die Notfalltherapie persistierender ventrikulärer Tachykardien im Vergleich zu Ajmalin untersucht.

Patienten und Methode

In einer prospektiven, randomisierten Untersuchung wurde die Wirksamkeit von Lidocain und Ajmalin zur Terminierung von persistierenden Kammertachykardien miteinander verglichen. Patienten mit dokumentierter ventrikulärer Tachykardie, die hämodynamisch toleriert wurde und somit keine sofortige Elektroschockkardioversion erforderlich machte, wurden in die Studie aufgenommen. Durch elektrophysiologische Analyse waren die Kammertachykardien in allen Fällen gesichert.

Ausschlußkriterien waren ein kardiogener Schock und eine vorbestehende Behandlung mit Lidocain oder Ajmalin. Zum Zeitpunkt der Kammertachykardie waren 8 Patienten ohne antiarrhythmische Behandlung.

Priv.-Doz. Dr. M. Manz, Med. Univ.-Klinik, Innere Medizin – Kardiologie, Sigmund-Freud-Straße 25, D-5300 Bonn 1

1 Mit Unterstützung der Deutschen Forschungsgemeinschaft (Ma 1024/1-1)

Eine orale Vorbehandlung mit Amiodaron bestand bei 19 Patienten; davon hatten 4 Patienten eine Kombination mit Mexiletin und 2 Patienten mit Tocainid. Zwei Patienten erhielten Sotalol und je ein Patient Flecainid bzw. Propafenon. Bei 2 Patienten bestand ein Zustand nach Schrittmacherimplantation wegen eines Sinusknotensyndroms.

Die kardiale Grunderkrankung wurde mittels Herzkatheteruntersuchung einschließlich Koronar- und Ventrikulographie (Auswurffraktion) objektiviert.

Untersuchungsanordnung

Patienten mit persistierenden (> 5 min Dauer) Kammertachykardien wurden mittels Randomisierungslisten Lidocain bzw. Ajmalin zugeordnet. Die Injektion der Substanzen erfolgte über einen Zeitraum von 3–5 min unter kontinuierlicher EKG-Aufzeichnung (Papiergeschwindigkeit 100 mm/s). Bei Tachykardieunterbrechung wurde die Injektion beendet. Im Falle der Persistenz der Tachykardie wurde die Unterbrechung mittels Überstimulation angestrebt. Gelang dies nicht, erfolgte die Applikation der Vergleichssubstanz. Bei hämodynamischer Verschlechterung infolge Tachykardieakzeleration – ausgelöst durch das Antiarrhythmikum, die Überstimulation oder den Spontanverlauf – schloß sich bei allen Patienten die Beendigung der Tachykardie durch Elektroschockkardioversion an.

Die Kammertachykardien waren bei 27 Patienten im Rahmen einer elektrophysiologischen Untersuchung durch programmierte Stimulation ausgelöst bzw. bei 4 Patienten spontan aufgetreten.

Dosierung

Es wurde eine Ampulle Lidocain (100 mg) oder Ajmalin (50 mg) (i.v.) injiziert. Das Protokoll erlaubt eine erneute Applikation von 100 mg Lidocain nach 5 min bzw. von 25 mg Ajmalin nach 10 min. In jeder Behandlungsgruppe erhielten 3 Patienten eine zweite Injektion. Die mittlere Lidocaindosis betrug 113 mg, die mittlere Ajmalindosis 51 mg pro Patient. Die Einverständniserklärung zur Substanzapplikation wurde im Rahmen der Aufklärung zur elektrophysiologischen Untersuchung eingeholt.

Ergebnisse

Durch Randomisierung wurden 16 Patienten initial mit Lidocain und 15 Patienten mit Ajmalin behandelt. Das mittlere Alter der beiden Patientengruppen unterschied sich nicht (Tabelle 1). Bei der Mehrzahl der Patienten war eine koronare Herzkrankheit Ursache der rezidivierenden Kammertachykardien, wobei bei 11 der Patienten ein Herzwandaneurysma ven-

Tabelle 1. Patientendaten

	Lidocain	Ajmalin	
Patienten	n = 16 (5 ♀)	n = 15 (2 ♀)	
Alter	59 ± 10 Jahre	54 ± 12 Jahre	n.s.
Grunderkrankung			
– Koronare Herzkrankheit	n = 13	n = 10	
mit Aneurysma	n = 5	n = 6	
– Kardiomyopathie	n = 2	n = 4	
– Vitium cordis	n = 1	n = 1	
Auswurffraktion	36 ± 13%	43 ± 14%	n.s.
Tachykardie (Zykluslänge)	380 ± 53 ms	369 ± 82 ms	n.s.

trikulographisch nachgewiesen werden konnte. Die mittlere Auswurffraktion der Lidocaingruppe war mit 36 ± 13% niedriger als die der Ajmalingruppe mit 43 ± 11%; der Unterschied war jedoch statistisch nicht signifikant. Die mittlere Zykluslänge der Tachykardien vor Substanzapplikation unterschied sich ebenfalls nicht.

Unterbrechung der Tachykardie

Unter der Injektion von Lidocain kam es bei 2 der 16 Patienten zur Konversion der Tachykardie zu Sinusrhythmus. Bei den übrigen 14 Patienten persistierte die Tachykardie. Durch ventrikuläre Überstimulation konnte die ventrikuläre Tachyarrhythmie bei weiteren 8 Patienten unterbrochen werden. In 3 Fällen führte die Überstimulation zur Akzeleration der Tachykardie, so daß eine unmittelbare Elektroschockkardioversion notwendig wurde. Nach ineffektiver Überstimulation wurde 3 Patienten zusätzlich 50 mg Ajmalin injiziert. Unter Ajmalin gelang daraufhin die Unterbrechung durch ventrikuläre Überstimulation bei 2 Patienten; in einem Fall akzelerierte die Kammertachykardie, so daß eine Elektroschockkardioversion angezeigt war (Abb. 1).

Unter der Injektion von Ajmalin kam es zur Beendigung der Kammertachykardie bei 10 der 15 Patienten. Die Terminierung durch elektrische Überstimulation war bei 4 der 5 Patienten mit zunächst persistierender Kammertachykardie möglich. In einem Fall akzelerierte die ventrikuläre Tachykardie während der Elektrostimulation, so daß eine Elektroschockkardioversion zur Anwendung kommen mußte. Die zusätzliche Applikation von Lidocain war bei keinem Patienten möglich bzw. notwendig (Abb. 1).

Frequenz der Kammertachykardie

Unter dem Einfluß von Lidocain kam es zu einer geringen, nicht signifikanten Zunahme der mittleren Zykluslänge von 380 ± 53 ms auf 388 ± 56 ms. Ajmalin hingegen verlängerte die mittlere Zykluslänge der Kammertachykardie von 369 ± 82 ms auf 452 ± 111 ms (p < 0,01) (Abb. 2).

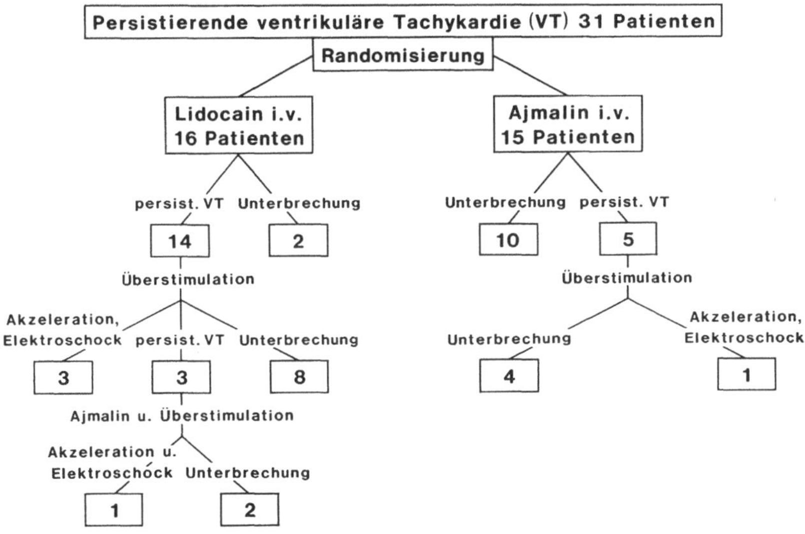

Abb. 1. Terminierung der Kammertachykardien nach Injektion von Lidocain bzw. Ajmalin. Durch die Injektion von Lidocain kann die ventrikuläre Tachyarrhythmie bei 2 von 16 Patienten, durch Ajmalin bei 10 von 15 Patienten unterbrochen werden. Die daran angeschlossene ventrikuläre Überstimulation beendet die Tachykardie nach Ajmalin in 4 von 5 Fällen. Nach Lidocain gelingt dies lediglich in 8 von 14 Fällen; bei den übrigen Patienten sind weitere therapeutische Maßnahmen erforderlich

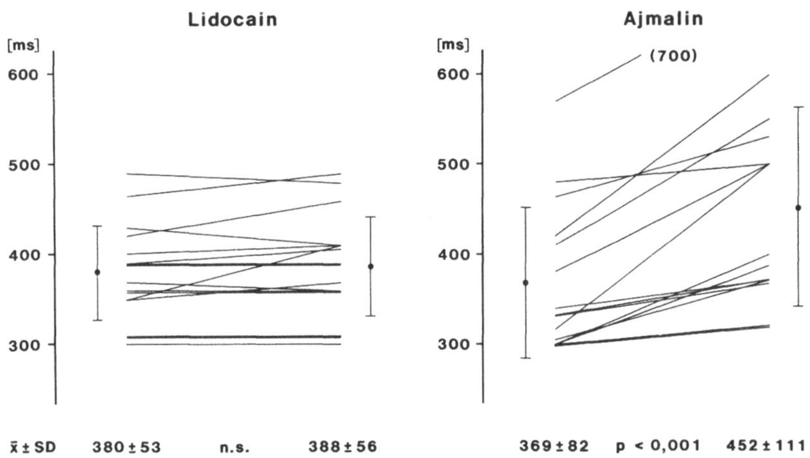

Abb. 2. Einfluß von Lidocain und Ajmalin auf die mittlere Zykluslänge der ventrikulären Tachykardie. Während unter Lidocain keine signifikante Frequenzänderung beobachtet werden kann, bewirkt Ajmalin eine deutliche Abnahme der Kammerfrequenz

QRS-Dauer während der ventrikulären Tachykardie

Lidocain zeigte keinen signifikanten Einfluß auf die mittlere QRS-Dauer während der Kammertachykardie (Kontrolle 167 ± 24 ms, Lidocain 169 ± 23 ms). Unter dem Einfluß von Ajmalin nahm die QRS-Dauer während der ventrikulären Tachykardie von 166 ± 18 ms auf 200 ± 28 ms zu ($p < 0,001$) (Abb. 3).

Präautomatische Pause

Nach Lidocaininjektion betrug das posttachykarde Intervall 917 ± 367 ms und nach Ajmalin 863 ± 296 ms; der Unterschied der posttachykarden Intervalle war nicht signifikant. Bei 2 Patienten mit Zustand nach Schrittmacherimplantation (Ajmalingruppe) konnte das posttachykarde Intervall nicht bestimmt werden. Die posttachykarden Pausen der 3 Patienten der Lidocaingruppe, die zusätzlich Ajmalin erhielten, betrugen 580 ms, 1010 ms und 1800 ms. Eine therapiepflichtige posttachykarde Asystolie wurde in keinem Fall beobachtet.

Nebenwirkungen

Unter dem Einfluß von Lidocain berichteten 9 Patienten über passagere zentralnervöse Mißempfindungen: 4mal Benommenheit, 1mal Artikulationsstörungen, 1mal Sehstörungen, 4mal Parästhesien. In Abhängigkeit von der Injektionsgeschwindigkeit äußerten 10 der mit Ajmalin behandel-

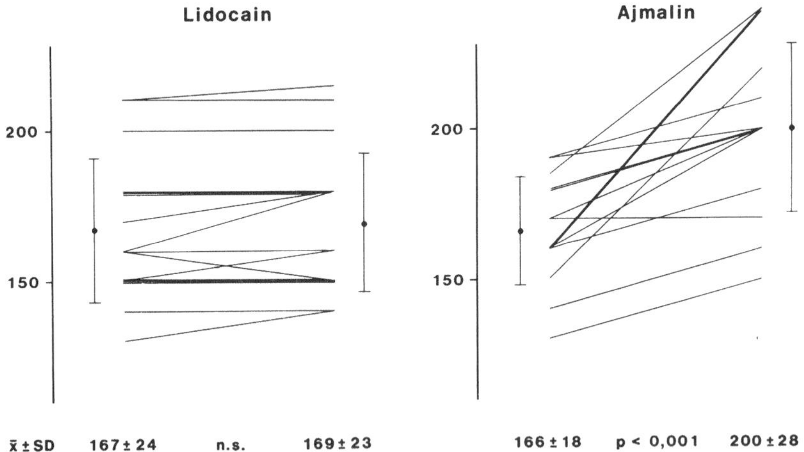

Abb. 3. Änderung der QRS-Dauer unter dem Einfluß von Lidocain und Ajmalin während der Kammertachykardie. Die QRS-Dauer bleibt von Lidocain unbeeinflußt, Ajmalin hingegen führt zu einer signifikanten Verzögerung der intraventrikulären Erregungsausbreitung

ten Patienten ein „Wärmeempfinden", das nach wenigen Minuten sistierte. Eine hämodynamische Verschlechterung oder Akzeleration der Kammertachykardie allein durch die Medikamentenapplikation wurde bei keinem Patienten beobachtet.

Diskussion

Eine Unterbrechung der paroxysmalen ventrikulären Tachykardie durch die Lidocaininjektion konnte von uns nur in Einzelfällen beobachtet werden. Dies steht im Gegensatz zur antifibrillatorischen Wirksamkeit von Lidocain zur Prävention von Kammerflimmern bei Patienten mit akutem Myokardinfarkt [8]. Diese Differenzen dürften unter anderem in der unterschiedlichen Pathogenese der Tachyarrhythmien im Rahmen des akuten Myokardinfarks im Gegensatz zu den chronisch rezidivierenden ventrikulären Tachykardien begründet sein. Für letztere wird eine Kreiserregung als zugrundeliegender Pathomechanismus postuliert [2, 3, 5]. Da Lidocain in therapeutischer Konzentration eher zu einer Zunahme der Leitungsgeschwindigkeit in Purkinje-Fasern und Myokardzellen der Ventrikel führt, kann eine Leitungshemmung bzw. Blockierung als Voraussetzung der Tachykardieunterbrechungen nicht erwartet werden [1–3]. Dementsprechend beobachteten wir unter dem Einfluß von Lidocain keine signifikante Zunahme der QRS-Dauer und des RR-Intervalls während der Tachykardie.

Eine vergleichbar niedrige Terminationsrate der ventrikulären Tachykardien außerhalb der Akutphase des Myokardinfarkts wurde von Koster und Dunning 1985 [7] mitgeteilt: So bewirkte die intramuskuläre Gabe von 400 mg Lidocain nur bei 3 von 12 Patienten eine Unterbrechung der Tachykardie, während bei Patienten mit akutem Myokardinfarkt die Kammertachykardien in 6 von 9 Fällen innerhalb von 10 min beendet werden konnten. Im Vergleich zu Lidocain erwies sich Ajmalin als deutlich wirksamer für die Unterbrechung der persistierenden ventrikulären Tachykardie; in $^2/_3$ der Fälle konnte die ventrikuläre Tachyarrhythmie unmittelbar beendet werden. Der medikamentösen Kardioversion ging regelhaft eine signifikante Abnahme der Frequenz der Kammertachykardie voraus; dies wirkte sich stabilisierend auf die Hämodynamik der Patienten aus. Bei Persistenz der Kammertachykardie war nach Ajmalinapplikation die Unterbrechung mittels Überstimulation erleichtert. Geht man von einer Kreiserregung als dem Pathomechanismus der Kammertachykardie aus, so erklärt sich die höhere Effektivität von Ajmalin im Vergleich zu Lidocain durch die ausgeprägtere Verzögerung der maximalen Depolarisationsgeschwindigkeit und damit der Erregungsausbreitung [4, 9]. Dementsprechend konnte eine signifikante Zunahme der QRS-Dauer und des RR-Intervalls während der Kammertachykardie unter Ajmalin verzeichnet werden. Darüber hinaus verzögert Ajmalin bei hohen Frequenzen die Wiederverfügbarkeit des Natriumsystems, so daß Leitungsblockierungen und die Unterbrechung der Tachykardie begünstigt werden [10]. Durch diese ausgeprägtere Depression der Impulsbildung und Verlangsamung der Erregungsausbreitung unter Ajmalin kann es jedoch auch zur Unterdrückung der Schrittmacherfunktion, Blockierung der physiologischen Erregungsausbreitung, Verkleinerung der erregbaren Lücke und damit erschwerten Unterbrechbarkeit durch Überstimulation kommen. In diesem Zusammenhang ist es bemerkenswert, daß sich die posttachykarden Pausen nach Lidocain- und Ajmalingabe nicht unterschieden. Patienten mit ausgeprägter Sinusknotendysfunktion befanden sich jedoch nicht in der Studiengruppe.

Das Studiendesign ging von der akuten Notfallsituation einer persistierenden Kammertachykardie aus. Es ist jedoch einschränkend anzumerken, daß die ventrikuläre Tachykardie bei der Mehrzahl der Patienten nicht spontan auftrat und die Unterbrechung unter den kontrollierten Bedingungen des Herzkatheterlabors erfolgten. Weiterhin könnten sich Einwendungen in bezug auf die angewandten Dosen der Antiarrhythmika ergeben. Beim Festsetzen der Arzneimenge wurde nicht eine Maximalwirkung durch Dosissteigerung angestrebt, vielmehr sollte durch Applikation jeweils einer Ampulle der Wirksubstanzen das therapeutische Vorgehen möglichst einfach gestaltet werden. Es ist demnach nicht ausgeschlossen, daß sich durch Dosissteigerung der Substanzen eine höhere Terminationsrate ergeben könnte. Andererseits erwiesen sich die angewandten Arzneistoffmengen als nebenwirkungsarm und in bezug auf hämodynamische Parameter und mögliche Degeneration in Kammerflimmern als sicher.

Den erhobenen Ergebnissen zufolge erscheint Ajmalin für die medikamentöse Kontrolle von persistierenden Tachykardien eher geeignet als Lidocain. Neben der deutlich höheren Effektivität in bezug auf die Tachykardieunterbrechung wirkt sich die Frequenzabnahme auf die Hämodynamik stabilisierend aus und fördert die Unterbrechbarkeit der Kammertachykardie mittels Überstimulation. Hinzu kommt, daß Ajmalin auch bei Patienten mit paroxysmaler supraventrikulärer Tachykardie wirksam ist; dies ist für die Notfallsituationen von Belang, bei denen der Tachykardieursprung nicht immer sicher erkannt werden kann. Ajmalin sollte deshalb bevorzugt zur Behandlung von paroxysmalen ventrikulären Tachykardien zum Einsatz kommen, solange diese nicht mit einer ausgeprägten hämodynamischen Beeinträchtigung wie kardiogenem Schock oder Bewußtlosigkeit einhergehen.

Literatur

1. Bigger JT, Mandel WJ (1970) Effect of lidocaine on conduction in canine Purkinje fibers and at the ventricular muscle-Purkinje fiber junction. J Pharmacol Exp Ther 172:239
2. El-Sherif N, Hope RR, Scherlag BJ, Lazzara R (1977) Re-entrant ventricular arrhythmias in the late myocardial infarction period. I. Conduction characteristic in the infarction zone. Circulation 55:686
3. El-Sherif N, Scherlag BJ, Lazzara R, Hope RR (1977) Re-entrant ventricular arrhythmias in the late myocardial infarction period. 4. Mechanism of action of lidocaine. Circulation 56:395

4. Heistracher P (1971) Mechanism of action of antifibrillatory drugs. Naunyn Schmiedebergs Arch Pharmacol 269:199
5. Janse MI, Kleber AG (1981) Electrophysiological changes and ventricular arrhythmias in the early phase of regional myocardial ischemia. Circ Res 49:1069
6. Josephson ME, Horowitz LN, Farshidi A, Kastor JA (1978) Recurrent sustained ventricular tachycardia. I. Mechanisms. Circulation 46:216
7. Koster RW, Dunning AJ (1985) Intramuscular lidocaine for prevention of lethal arrhythmias in the prehospitalization phase of acute myocardial infarction. N Engl J Med 31:1106
8. Lie KI, Wellens HJ, Van Capelle FJ, Durrer D (1974) Lidocaine in the prevention of primary ventricular fibrillation. A double-blind randomized study of 212 consecutive patients. N Engl J Med 291:1324
9. Sorokin LV, Golovina VA, Khodorov BI (1980) Frequency-dependent effects of an antiarrhythmic neo-gilurytmal on the action potential of myocardial cells. J Mol Cell Cardiol 12:158
10. Tritthart H, Fleckenstein B, Fleckenstein A, Krause H (1968) Frequenzabhängige Einflüsse von antiarrhythmisch-wirksamen Substanzen auf die Aufstrichgeschwindigkeit des Aktionspotentials (Versuche an isolierten Meerschweinchenpapillarmuskeln). Pflügers Arch 300:R2–R3

Klinische Erfahrungen mit Prajmaliumbitartrat

W.-D. Bussmann

Aus eigenen systematischen Untersuchungen in den Jahren 1974 bis 1978 ging hervor, daß das oral applizierbare Prajmaliumbitartrat ein potentes Antiarrhythmikum darstellt [1–4]. Die klinischen Erfahrungen mit dieser Therapie haben weiter zugenommen. Auch angesichts der neueren Antiarrhythmika kommt der Substanz ein wichtiger Platz zu. Es ist deshalb an der Zeit, die damals durchgeführten Untersuchungen in Erinnerung zu rufen und mit den heute auf dem Markt befindlichen antiarrhythmischen Substanzen in Beziehung zu setzen. Weiterhin werden die beim frischen Herzinfarkt auftretenden Rhythmusstörungen und ihre therapeutische Beeinflussung durch Prajmaliumbitartrat abgehandelt.

Es wurden 4 Gruppen von Patienten untersucht. In Gruppe I befanden sich 25 Patienten mit konstanter Dauerarrhythmie in Form von ventrikulären Extrasystolen (VES) und Salven, die mit Prajmaliumbitartrat behandelt wurden. Die Gruppe II umfaßt 14 Patienten, die im Cross-over-Verfahren randomisiert mit Prajmaliumbitartrat bzw. Procainamid therapiert wurden, um den Effekt der beiden Substanzen zu vergleichen. Die Gruppe III umfaßte 9 Patienten mit frischem Herzinfarkt, die in der Akutphase mit Prajmaliumbitartrat behandelt wurden. Die Effekte wurden einer Gruppe von 14 Patienten, die nicht antiarrhythmisch behandelt wurden, sowie einer mit der üblichen intravenösen Gabe von Lidocain behandelten Gruppe gegenübergestellt.

Gruppe I: Prajmaliumbitartrat allein

Insgesamt 25 Patienten mit häufigen ventrikulären Extrasystolen erhielten 80 mg Prajmaliumbitartrat/24 h, bei 5 Fällen wurde die Dosis auf 120 mg/24 h erhöht. Die Einzeldosis betrug 20–30 mg. 14 Patienten hatten eine koronare Herzkrankheit und 9 eine Kardiomyopathie sowie 2 Patienten eine Schilddrüsenunterfunktion. Bei 7 Patienten lagen zusätzlich ventrikuläre Salven in Form von Couplets, Triplets oder kurzen Tachykardien vor. Diese wurden separat untersucht.

Prof. Dr. W.-D. Bussmann, Zentrum der Inneren Medizin, Abt. f. Kardiologie, Klinikum der Universität, Theodor-Stern-Kai 7, D-6000 Frankfurt 70

Protokoll

Die Patienten wurden in die Studie aufgenommen, wenn die Extrasystolie eine konstante Häufigkeit während der ersten Beobachtungsphase von 48 h aufwies. Nach dieser 2tägigen Kontrollphase ohne antiarrhythmische Therapie erhielten die Patienten Prajmaliumbitartrat am 3. und 4. Tag. Um einen spontanen Rückgang der Rhythmusstörungen zu erfassen, wurden die Patienten anschließend 2 Tage lang ohne Medikation weiter beobachtet.

Registrierung der Arrhythmien

Die ventrikulären Extrasystolen wurden auf Magnetband (Medi-Tape AR, Siemens AG, Erlangen) aufgezeichnet und mit einem semiautomatischen Arrhythmiedetektionssystem ausgeschrieben und maschinell bzw. von Hand gezählt.

Ergebnis

Eine typische Registrierung ist in Abb. 1 wiedergegeben. Vorzeitig einfallende Extrasystolen (ES in t1) sind nach oben und die ventrikulären Extrasystolen pro 30 s nach unten ausgeschrieben. Die untere Kurve zeigt den Verlauf der Herzfrequenz. Unter der Therapie mit Prajmaliumbitartrat sind die Extrasystolen nahezu komplett verschwunden und treten nach Absetzen der Medikation in fast gleicher Häufigkeit wieder auf.

Der Effekt der 2tägigen Behandlung ist in Abb. 2 wiedergegeben, wobei die Extrasystolenzahl nach 2 Stunden bereits auf 60% des Ausgangswertes

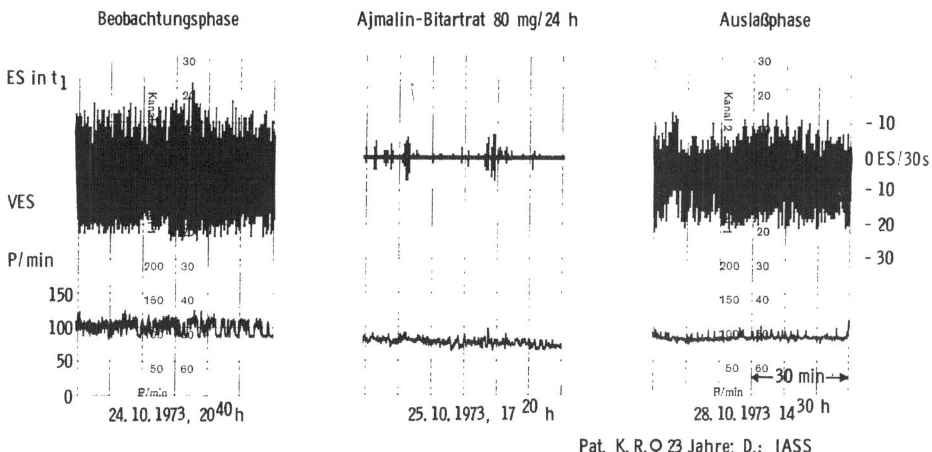

Abb. 1. Ventrikuläre Extrasystolen (*VES*) und vorzeitig einfallende ventrikuläre Extrasystolen (*ES in* t_1) nehmen unter Ajmalinbitartrat (Prajmaliumbitartrat) (80 mg/24 h) signifikant ab und treten in der Auslaßphase wieder auf. Die Pulsfrequenz (*P/min*) nimmt vorübergehend etwas ab

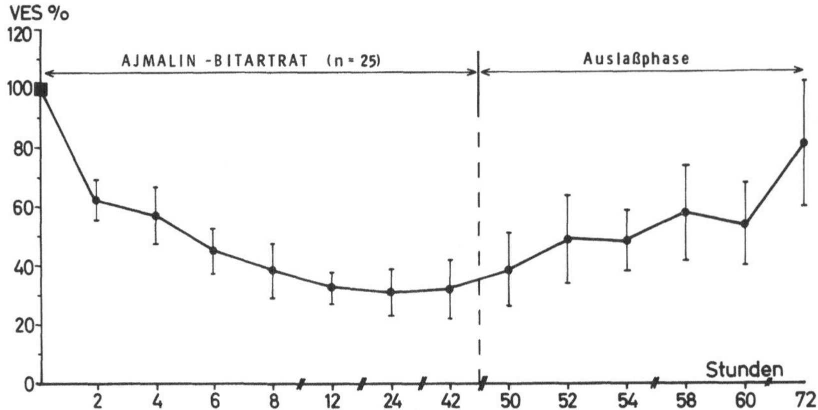

Abb. 2. Anzahl der ventrikulären Extrasystolen in % des Ausgangswertes. Unter Ajmalinbitartrat Reduktion auf 30% des Ausgangswertes, Wiederanstieg in der Auslaßphase

abgesunken ist und unter der weiteren Therapie auf etwa 30% zurückgeht. Nach Absetzen des Arzneimittels dauert es mehr als 48 h, bis die Ausgangswerte wieder erreicht sind. Die Zahl der ventrikulären Extrasystolen reduzierte sich von 513 auf 384/h nach 2 h und auf 196 Extrasystolen/h nach 36 h. Bei 20 der 25 Patienten war Prajmalium effektiv, d. h. es zeigte sich eine Reduktion der individuellen Extrasystolenzahl von mindestens 50%. Bei 4 der 7 Patienten mit ventrikulären Salven waren diese komplett unterdrückt. Bei einer Patientin mit 40 ventrikulären Salven/h reduzierte sich die Extrasystolie auf 2/h. Bei 2 Patienten nahm die Salveninzidenz um weniger als 50% ab.

Gruppe II: Prajmaliumbitartrat vs. Procainamid

Zehn Patienten der Gruppe I und 4 andere Patienten im Alter zwischen 24 und 83 Jahren wurden mit Prajmaliumbitartrat und Procainamid behandelt. Prajmaliumbitartrat wurde in einer Dosis von 80 mg/24 h gegeben und Procainamid in einer Dosis von 3 g/24 h. 6 Patienten hatten eine koronare Herzkrankheit, 7 Patienten eine Kardiomyopathie und 1 Patient eine terminale Niereninsuffizienz.

Das Protokoll sah vor, daß die Procainamidbehandlung am 7. und 8. Tag im Anschluß an das Protokoll von Gruppe I durchgeführt wurde. Am Tag 9 und 10 erhielten die Patienten keine antiarrhythmische Therapie.

Prajmaliumbitartrat unterdrückte oder reduzierte die Anzahl der ventrikulären Extrasystolen bei 10 von 14 Patienten und Procainamid bei 11 von 14 Patienten. Signifikante Unterschiede ergaben sich nicht (Abb. 3). Beide Substanzen waren in der Lage, die Extrasystolenfrequenz (VES [%]) im Mittel auf 40% des Ausgangswertes zu reduzieren. In der Auslaßphase steigt die ES-Frequenz in der Prajmaliumbitartratgruppe stärker an als in der Pro-

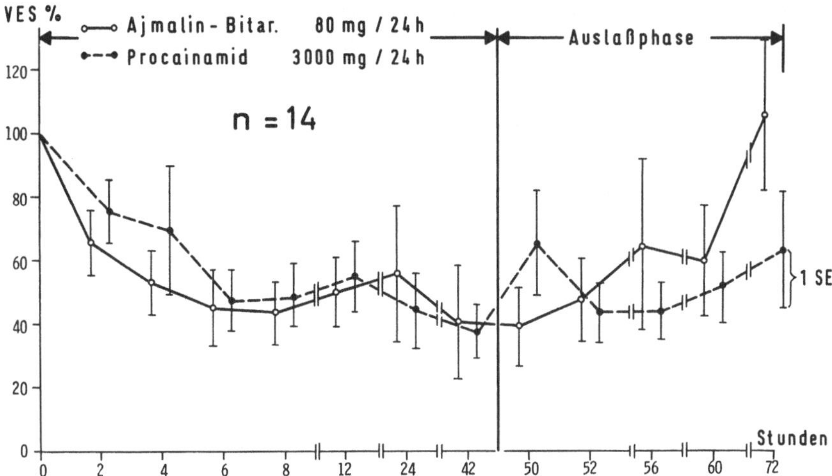

Abb. 3. Unter Ajmalinbitartrat und Procainamid kommt es zu einer ähnlich ausgeprägten Reduktion der ventrikulären Extrasystolen (in % des Ausgangswertes) während der Behandlungsphase und einem etwas rascheren Wiederanstieg der Extrasystoliefrequenz unter Ajmalinbitartrat

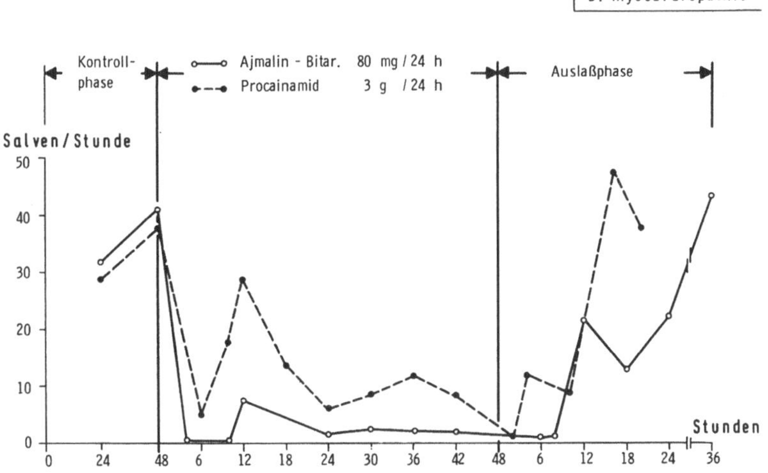

Abb. 4. Die ventrikulären Salven nehmen unter Ajmalinbitartrat etwas stärker ab als unter Procainamid (24jährige Patientin mit Kardiomyopathie)

cainamidgruppe. Bei 4 Patienten mit zusätzlichen ventrikulären Salven ließen sich signifikante therapeutische Effekte unter beiden Substanzen nachweisen. Ein typisches Beispiel ist in Abb. 4 gezeigt. Bei der 24jährigen Frau mit Kardiomyopathie konnte sowohl unter Prajmaliumbitartrat als auch unter Procainamid die Salvenzahl komplett bzw. nahezu vollständig reduziert werden.

Gruppe III: Prajmaliumbitartrat bei Patienten
mit frischem Herzinfarkt

Patienten mit frischem Herzinfarkt, die mehr als 8 und weniger als 250 ventrikuläre Extrasystolen/h aufwiesen, wurden in die Studie einbezogen. Ausgeschlossen wurden Patienten, die mit Lidocain behandelt werden mußten. Die Zeit zwischen Infarkteintritt und Aufnahme auf die Intensivstation betrug $4,3 \pm 0,8$ h. 9 Patienten erhielten randomisiert Prajmaliumbitartrat und 14 weitere keine antiarrhythmische Therapie. 3 bzw. 5 der behandelten bzw. Kontrollpatienten hatten einen Vorderwand- und 6 bzw. 9 einen Hinterwandinfarkt. 4 Patienten in beiden Gruppen hatten Zeichen der Linksinsuffizienz und erhielten Digitalis. In beiden Gruppen waren die maximalen Enzymwerte annähernd gleich, so daß von einer vergleichbaren Infarktgröße ausgegangen werden konnte.

Protokoll

Während einer 6stündigen Kontrollphase in beiden Gruppen ohne antiarrhythmische Substanzen wurde die spontane Häufigkeit von ventrikulären Extrasystolen und Salven gemessen. Die Patienten erhielten dann 20 mg Prajmaliumbitartrat 3mal in 4stündlichen Abständen. Über den anschließenden Zeitraum von 18 h wurde keine weitere antiarrhythmische Medikation gegeben. Die Kontrollgruppe erhielt während der gesamten Beobachtungsphase von 32 h keine antiarrhythmische Therapie.

Die Ergebnisse zeigten, daß während der 6stündigen initialen Kontrollphase die absolute Anzahl der ventrikulären Extrasystolen in beiden Gruppen annähernd gleich war: 50 ± 16 bzw. 49 ± 21 VES/h in der nichtbehandelten bzw. behandelten Gruppe. In Abb. 5 sind die Mittelwerte in Prozent bezogen auf die Kontrollphase wiedergegeben. Bei den Kontrollpatienten kam es nur zu einer langsamen, verzögerten Abnahme der Extrasystolierate, während unter Prajmaliumbitartrat eine rasche Minderung eintrat, so daß 8 h nach Therapiebeginn die Extrasystolierate auf unter 10% abgefallen war. Unterschiede ergaben sich schon 4 h nach Therapiebeginn.

In Abb. 6 sind die ventrikulären Salven in Prozent der Kontrollperiode aufgezeichnet. In der nichtbehandelten Gruppe stieg die Anzahl der Salven auf 160% des Ausgangswertes. Danach kam es zu einer diskontinuierlichen Abnahme der Salvenfrequenz. Bei den Patienten, die Prajmaliumbitartrat erhielten, kam es zu einer sofortigen Reduktion der komplexen Rhythmusstörungen. Bereits 2 h nach Tabletteneinnahme war gegenüber der Kontrollgruppe eine Abnahme zu erkennen, die nach 4 h statistisch signifikant war. Nach der letzten Einnahme von Prajmaliumbitartrat sind Salven nicht mehr nachweisbar.

In einem weiteren Untersuchungsgang wurden 9 Patienten mit Lidocain in einer Dosierung von 3000 mg/24 h i. v. untersucht. Bei den Patienten wurde in der Regel vorher ein intravenöser Bolus von 50–100 mg Lidocain

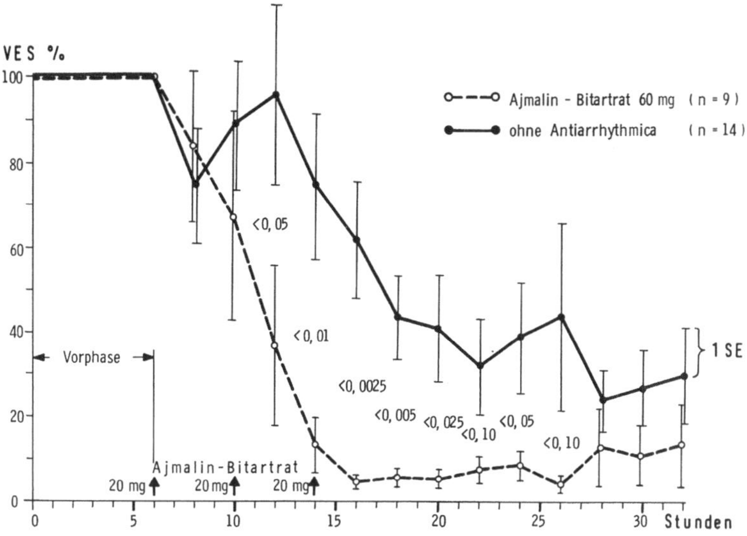

Abb. 5. Unter Ajmalinbitartrat (3mal 20 mg) rasche Reduktion der Extrasystolenzahl im Vergleich zur Kontrollgruppe ohne Antiarrhythmika

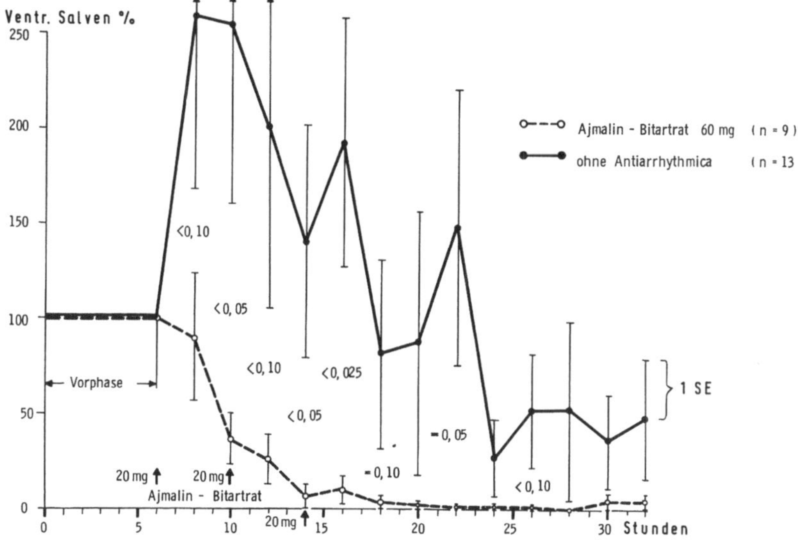

Abb. 6. Rasche Reduktion der ventrikulären Salven gegenüber dem Kontrollverlauf ohne Antiarrhythmika. Angegeben sind die ventrikulären Salven in % der Vorphase

verabreicht. Auch hier wurde eine 6stündige Kontrollphase eingehalten. Die in dieser Zeit registrierte Zahl der ventrikulären Extrasystolen entsprach derjenigen der Kontrollgruppe und der Prajmaliumbitartratgruppe. Die CK-, GOT- und LDH-Werte waren in vergleichbarer Höhe, ebenso die Serumkaliumwerte.

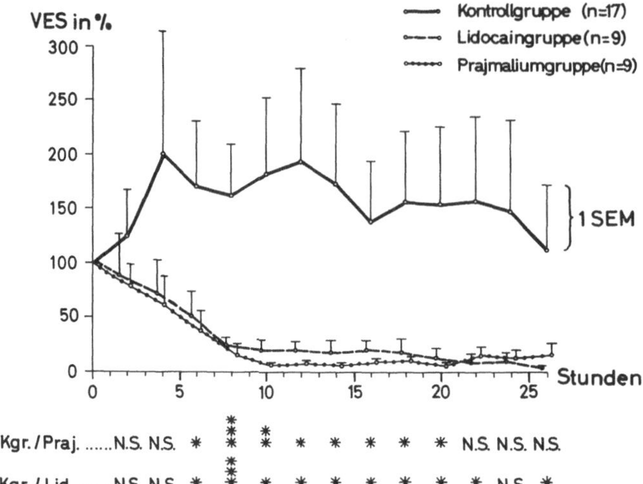

Abb. 7. Unter Prajmalium und Lidocain gleichstarke Reduktion der ventrikulären Extrasystolen bei Patienten mit frischem Herzinfarkt. Zunahme der Extrasystoliehäufigkeit in der Kontrollgruppe

Das Ergebnis dieser Untersuchung zeigt Abb. 7. Während in der Kontrollgruppe eine Zunahme der Extrasystolenzahl zu erkennen ist, kam es unter Prajmalium bzw. Lidocain zu einer gleichförmigen, kontinuierlichen Abnahme der prozentualen Anzahl der ventrikulären Extrasystolen. Auch bei Betrachtung der absoluten Zahlen ergibt sich eine etwa gleichförmige Abnahme, wobei jedoch der Abfall unter Prajmaliumbitartrat etwas steiler und insgesamt ausgeprägter ist (Abb. 8).

Unterschiede ergaben sich auch bei der prozentualen Abnahme der ventrikulären Salven (Abb. 9). Während in der Kontrollgruppe in dem Beobachtungszeitraum noch eine Zunahme und dann eine langsame diskontinuierliche Abnahme erfolgte, war mit Prajmaliumbitartrat ein deutlicher Effekt zu erzielen, so daß nach 10 h eine Abnahme auf Null erfolgte. Unter intravenöser Gabe von Lidocain ließ sich die Anzahl von ventrikulären Salven nur geringfügig reduzieren. Die Unterschiede zur Kontrollgruppe waren nicht signifikant.

Mechanismus

Die antiarrhythmische Wirkung von Prajmaliumbitartrat beruht auf der Suppression der spontanen Aktivität der Schrittmacherzellen, der Verlängerung der Refraktärperiode sowie der Reduktion der Leitungsgeschwindigkeit in den Purkinje-Fasern [5, 11]. Das AH-Intervall wird wenig beeinflußt, während das AV-Intervall deutlich verlängert wird [10]. Aufgrund dieser elektrophysiologischen Eigenschaften spielt Prajmalium heute eine nicht unbedeutende Rolle unter den antiarrhythmischen Substanzen.

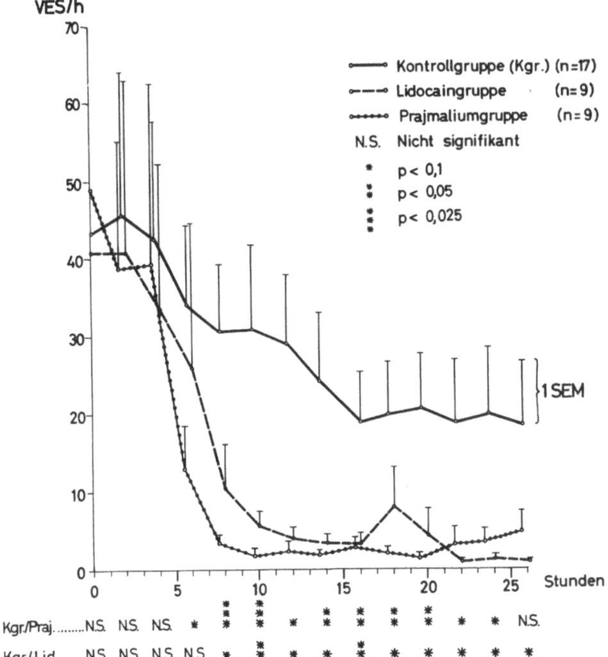

Abb. 8. Die Zahl der ventrikulären Extrasystolen pro h beim frischen Herzinfarkt. Unter Prajmaliumbitartrat etwas raschere Reduktion als unter Lidocain

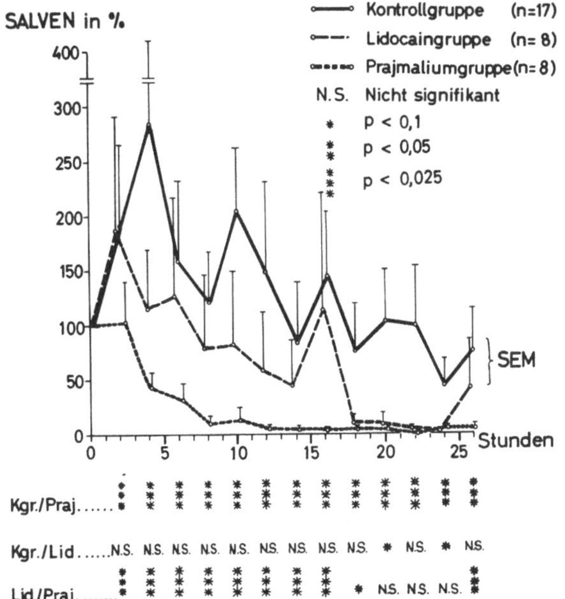

Abb. 9. Sofortige Reduktion der ventrikulären Salven beim frischen Infarkt unter Prajmalium. Mäßiger Effekt in der Lidocaingruppe. Zum Vergleich eine unbehandelte Kontrollgruppe (Kgr.)

Die verschiedenen Untersuchungen zeigen, daß Prajmalin ein potentes Antiarrhythmikum ist, das den sogenannten moderneren Antiarrhythmika vergleichbar ist. So zeigte sich, daß es ähnlich stark wirksam ist wie Procainamid, Flecainid und Propafenon, Tocainid und Disopyramid ([2, 6, 7, 9] sowie noch unveröffentlichte Untersuchungen von Szegedi).

Für die praktische klinische Anwendung bedeutet dies, daß Prajmaliumbitartrat in einer Dosierung von 3- bis 4mal 20 mg/Tag eine effektive Suppression von ventrikulären Extrasystolen und Salven bewirkt. Bei Patienten mit anhaltenden und gehäuften ventrikulären Extrasystolen wird man bei der Anwendung ähnlich wie bei anderen Antiarrhythmika entscheiden müssen, ob eine Dauermedikation sinnvoll ist.

Grundsätzlich gelten für die Anwendung von Antiarrhythmika folgende Regeln:

1. Monotope, ventrikuläre Extrasystolen bedürfen keiner speziellen Therapie, es sei denn, der Patient fühlt sich durch das Auftreten einzelner Extrasystolen beeinträchtigt. Im letzteren Fall ist eine 1- bis 2monatige Therapie zunächst durchzuführen, um dann durch Auslaßversuch zu klären, ob eine Weiterbehandlung notwendig ist.
2. Die zweite Gruppe umfaßt Patienten mit anhaltender Dauerarrhythmie, die sich durch die Rhythmusstörungen beeinträchtigt fühlen. Hier ist eine längerfristige Behandlung wünschenswert. Dabei sollte der Patient kein starres Therapieschema befolgen, sondern durchaus die Medikation seiner klinischen Symptomatik anpassen.

Da bisher keine Studie gezeigt hat, daß durch die Therapie mit einem Antiarrhythmikum eine Lebensverlängerung eintritt und jedes potente Antiarrhythmikum proarrhythmische Wirkungen hat, ist eine regelrechte Dauertherapie nur dann angezeigt, wenn lebensbedrohliche Rhythmusstörungen wie anhaltende ventrikuläre Tachykardien oder rezidivierendes Kammerflimmern aufgetreten sind. Bei diesem Patientenkollektiv handelt es sich um Patienten, bei denen eine schwere Beeinträchtigung der linksventrikulären Funktion im Rahmen einer koronaren Herzkrankheit oder Kardiomyopathie besteht. Es ist eine Austestung verschiedener Antiarrhythmika vorzunehmen und diese durch elektrophysiologische Testverfahren zu ergänzen. Wie weit Prajmaliumbitartrat bei dieser Indikation Vorteile besitzt [8], ist Gegenstand weiterer Untersuchungen.

Vorteilhaft bei Anwendung von Prajmaliumbitartrat ist der rasche Wirkungseintritt, der häufig schon nach 15 min zu einer 50%igen Reduktion der Extrasystolie führt und die kurze Halbwertszeit, so daß Probleme bezüglich Kumulation und Verstärkung der ungünstigen Wirkungen keine wesentliche Rolle spielen. Auch bei Patienten mit chronischer Niereninsuffizienz kann die Substanz erfolgreich angewandt werden, da der Hauptteil in der Leber metabolisiert und nur ein Drittel über die Niere ausgeschieden wird.

Auf das Auftreten einer Cholestase als Nebenwirkung ist jedoch zu achten. Entsprechende Symptome können nach der 1. und bis zur 5. Behandlungswoche auftreten.

Der rasche Wirkungseintritt kommt auch der Anwendung beim frischen Herzinfarkt zugute. Die ventrikulären Extrasystolen werden bereits nach 15 min reduziert. Die volle Wirksamkeit ist nach 1 h nahezu erreicht. Die den Ischämie- und Infarzierungsprozeß begleitenden Rhythmusstörungen dauern in der Regel bei Eintritt eines Infarkts nur 24 h. So kommt es, daß 2–3 Tabletten Prajmaliumbitartrat in 4stündigen Abständen häufig ausreichen, um bedrohliche Rhythmusstörungen beim Infarkt, d. h. ventrikuläre Salven und Paare effektiv zu unterdrücken.

Die Therapie mit intravenöser Gabe von Lidocain ist die in vielen Zentren gewählte Methode der Arrhythmiebehandlung beim frischen Infarkt. Unklarheiten bestehen nach wie vor bezüglich der prophylaktischen Gabe von Lidocain beim frischen Infarkt. Viele Arbeitsgruppen haben diese Methode verlassen und beschränken sich wie wir auf eine antiarrhythmische Therapie beim Infarkt in Gegenwart von gehäuften ventrikulären Extrasystolen und Salven. Die vorgelegte Vergleichsuntersuchung zeigte, daß Lidocain in der angegebenen Dosierung von 2 mg/min (3 g/24 h) eine ähnliche, wenn nicht etwas geringere Wirkung hatte als Prajmaliumbitartrat.

Die Einleitung der Therapie mit Lidocain erfolgt in der Regel mit einer intravenösen Injektion von 100 mg der Substanz und anschließender Dauerinfusion mit Hilfe einer entsprechenden Infusionspumpe. Häufig dauern die Vorbereitungen zur Injektion und Infusion ebenso lange wie die praktisch viel einfachere orale Gabe.

Insgesamt ergibt sich, daß mit dem oral verabreichbaren Prajmaliumbitartrat eine bewährte Alternative zur Verfügung steht. Die Vorteile ergeben sich aus dem raschen Wirkungseintritt und der guten Effizienz, dem vergleichbar günstigen Nebenwirkungsspektrum und der relativ niedrigen absoluten Dosis.

Literatur

1. Bussmann WD, Hänel HJ, Kaltenbach M (1974) Die Wirkung von Ajmalinbitartrat auf die ventrikuläre Extrasystolie beim frischen Herzinfarkt. Dtsch Med Wochenschr 99:2443–2447
2. Bussmann WD, Müller E, Kaltenbach M (1976) Wirkung von Prajmaliumbitartrat auf die ventrikuläre Dauerextrasystolie im Vergleich mit Procainamid. Dtsch Med Wochenschr 101:228–233
3. Bussmann WD, Schreiber S, Kaltenbach M (1978) Prajmaliumbitartrat oral und Lidocain intravenös beim frischen Herzinfarkt. Vergleich der antiarrhythmischen Wirkung. Dtsch Med Wochenschr 103:1910–1915
4. Bussmann WD, Müller E, Hänel HJ, Kaltenbach M (1978) Orally administered Prajmalium Bitartrate in acute and chronic ventricular arrhythmias. Am J Cardiol 41:577–583
5. Chatterjee ML, De MS (1963) Pharmacological action of Ajmaline, the possbile' mechanism of its antiarrhythmic action, and its therapeutic possibilities. Nature 200:1067–1068
6. Chiariello M, Indolfi C, Bigazzi MC, Condorelli M (1983) Prajmalium Bitartrate in chronic ventricular arrhythmias: comparison with Disopyramide. Eur J Clin Pharmacol 24:35–39
7. Klein G, Wirtzfeld A, Schlegel J, Himmler C, Neiß A (1980) Antiarrhythmika bei chronischer ventrikulärer Extrasystolie. Vergleichende Untersuchung zur Wirksamkeit von Lidocain, Ajmalin, Propafenon und Org 6001. Dtsch Med Wochenschr 105:189–194

  8. Manz M, Gerckens U, Lüderitz B (1987) Ajmalin versus Lidocain zur Unterbrechung persistierender ventrikulärer Tachykardien. Z Kardiol [Suppl] 1:81
  9. Schwartzkopff B, Schilling G, Simon H (1983) Comparison of Tocainide and Prajmalium Bitartrate for the treatment of ventricular arrhythmias. Arzneim.-Forsch./Drug Res. 33:153–158
 10. Seipel L, Both A, Breithardt G, Gleichmann U, Loogen F (1974) Action of antiarrhythmic drugs on HIS bundle electrogram and sinus node function. Acta Cardiol [Suppl] 18:251–267
 11. Shigenobu K, Kasuya Y, Ishiko JI (1974) The actions on N-propyl-ajmaline on experimental arrhythmias and electrophysiological properties of the heart. Chem Parm Bull 22:2329–2336

Nebenwirkungen von Antiarrhythmika –
Klinische Relevanz und Therapie

L. Seipel

Ein entscheidendes Problem bei der medikamentösen Therapie von Herzrhythmusstörungen sind die unerwünschten Nebenwirkungen der Antiarrhythmika. Diese Nebenwirkungen können kardialer oder extrakardialer Natur sein. Die kardialen Nebenwirkungen betreffen einmal die elektrophysiologischen, zum anderen die hämodynamischen Effekte der Substanzen.

Die unerwünschten elektrophysiologischen Nebenwirkungen beruhen prinzipiell auf demselben Wirkungsmechanismus wie die erwünschten antiarrhythmischen Effekte. Einmal beeinflußt ein Antiarrhythmikum nicht nur das „arrhythmogene Gewebe", sondern auch die Strukturen der normalen Erregungsbildung und -leitung. Hierdurch können Bradykardien und Asystolien resultieren, besonders, wenn Sinusknoten und AV-Leitungssystem in den Erkrankungsprozeß mit einbezogen sind. Eine Sinusbradykardie tritt auch bei normaler Sinusknotenfunktion regelmäßig unter Betablockern auf. Bei Patienten mit Sinusknotensyndrom können Betablocker gefährliche Bradykardien und Verlängerungen der Sinusknotenerholungszeit bewirken. Andere Antiarrhythmika-Klassen haben bei normaler Sinusknotenfunktion meist keinen oder keinen sehr ausgeprägten bradykardisierenden Effekt. Bei Sinusknotendysfunktion muß aber damit gerechnet werden, daß alle diese Medikamente zu einer bedrohlichen Bradykardie oder Asystolie führen können. Dies gilt auch für Digitalis (Übersicht s. [9]).

Naturgemäß weisen alle Antiarrhythmika negativ-dromotrope Effekte auf. Entsprechend ihrem Wirkungsmechanismus entfalten Betablocker, Ca-Antagonisten und Digitalis ihre leitungsdepressiven Effekte im Bereich des AV-Knotens. Die Antiarrhythmika der Klasse I und III beeinflussen dagegen die Leitungs- und Refraktärzeiten im Myokard und im His-Purkinje-System (Übersicht s. [9]). Daher sind Betablocker, Ca-Antagonisten und Digitalis bei Leitungsstörungen im AV-Knoten besonders gefährlich. Sie können bei intraventrikulären Leitungsstörungen (z. B. Schenkelblock) dagegen unbedenklich gegeben werden. In diesen Fällen ist mit Substanzen der Klasse I und III besondere Vorsicht geboten. Hierbei haben die Antiarrhythmika der Klasse Ib einen geringeren leitungsdepressiven Effekt als diejenigen der Klasse Ia/Ic. Sie sind daher bei Patienten mit Hemiblock oder Schenkelblock weniger problematisch (Tabelle 1). Außerdem wird durch alle „lokalanästhetisch" wirksamen Antiarrhythmika einschließlich

Prof. Dr. L. Seipel, Abteilung Innere Medizin III, Medizinische Klinik der Universität, Otfried-Müller Straße, D-7400 Tübingen 1

Tabelle 1. Mögliche kardiale Nebenwirkungen der antiarrhythmischen Therapie aufgrund der elektrophysiologischen Effekte

Depression Sinusknoten und sekundäre Schrittmacher	
Normal:	Betablocker
SK-Dysfunktion:	Klasse I–IV
	Digitalis
Leitungsblockierung	
AV-Knoten:	Betablocker
	Verapamil
	Digitalis
His-Purkinjefasern:	Klasse I
	Klasse III

Betablocker mit „membranstabilisierenden" Effekten sowohl die Stimulations- als auch die Defibrillationsschwelle erhöht. Diese Nebenwirkungen sind selten von praktischer Bedeutung.

Schwerwiegender als die bradykardisierenden Effekte sind die potentiellen proarrhythmischen Wirkungen von Antiarrhythmika. Dieses scheinbar paradoxe Phänomen kann auf verschiedenen Mechanismen beruhen, die nur zum Teil geklärt sind. Einmal kann durch den leitungsdepressiven Effekt von Antiarrhythmika bei entsprechender Ausgangssituation eine langsame Erregungsleitung („slow conduction") und ein unidirektionaler Block als entscheidende Voraussetzung für das Ingangkommen einer Kreiserregung („reentry") induziert werden. Die Mechanismen, die zu einer verstärkten Automatie führen (z. B. getriggerte Aktivität) sind weniger gut bekannt. Unabhängig hiervon kann aus dem vagolytischen Effekt einzelner Substanzen eine Erhöhung der Kammerfrequenz bei atrialen Arrhythmien durch Beschleunigung der Überleitung resultieren.

Im Vordergrund des klinischen Bildes stehen ventrikuläre Arrhythmien. Ein proarrhythmischer Effekt kann sich in einer Zunahme der ventrikulären Extrasystolen, dem Auftreten bisher nicht dokumentierter ventrikulärer Salven, Tachykardien oder Kammerflimmern manifestieren. Besonders charakteristisch ist die Induktion sogenannter „torsades de pointes", am ehesten als selbstterminierende Phase von Kammerflattern mit von Schlag zu Schlag gegensinnigem Vektor zu beschreiben. Wegen der großen Spontanvariabilität von Rhythmusstörungen bedarf es in den meisten Fällen sorgfältiger statistischer Analysen von Langzeitregistrierungen, um die arrhythmogene Wirkung einer Substanz nachweisen zu können. Je nach spontaner Inzidenz der Extrasystolen bzw. Arrhythmien ist eine mehrfache Zunahme der Häufigkeit notwendig, um einen paradoxen proarrhythmischen Effekt zu sichern [1].

Am längsten sind solche proarrhythmischen Effekte unter Chinidin in Form der sogenannten Chinidinsynkopen bekannt, die in etwa 5% der Fälle beschrieben wurden. Für andere Klasse-I-Antiarrhythmika und Betablocker liegen ähnliche Zahlen (5–10%) vor [6]. Außer bei Substanzen der Klasse I und II wurden auch unter Amiodaron (Klasse III) das Auftreten von „torsades de pointes" und Kammerflimmern beschrieben. Klinische Berichte über eine echte arrhythmogene Wirkung von Verapamil liegen nicht vor. In diesem Zusammenhang ist allerdings die Verbesserung der Leitungsbedingungen akzessorischer Bahnen unter Verapamil zu erwähnen, die möglicherweise auf reflektorischen Mechanismen infolge der Blutdrucksenkung beruht.

Im Einzelfall ist das Auftreten eines proarrhythmischen Effekts nicht voraussagbar. Als Risikopatienten sind solche mit schlechter Ventrikelfunktion und malignen Arrhythmien anzusehen, d.h. die Patienten, die besonders einer antiarrhythmischen Therapie aus prognostischer Sicht bedürfen [6]. Auch eine verlängerte QT-Dauer ist ein gewisser Hinweis auf eine ventrikuläre Instabilität und damit eine Gefährdung in dieser Richtung. Proarrhythmische Effekte sind schon bei der ersten Testdosis und bei niedrigen Plasmaspiegeln beschrieben worden. Dies ist auch bei der individuell sehr unterschiedlichen elektrophysiologischen Ausgangssituation zu erwarten. Dennoch besteht insgesamt ein erhöhtes Risiko eines proarrhythmischen Effekts bei hohem Plasmaspiegel. Prinzipiell erscheint eine Bestimmung der Plasmaspiegel sinnvoll. Die bisherigen Daten in der Literatur lassen allerdings eine solche interindividuelle Streubreite der Werte beim Auftreten von Nebenwirkungen erkennen, daß es bisher fraglich erscheint, ob dieser Aufwand gerechtfertigt ist. Entscheidend ist insbesondere bei der Einstellungsphase eine konsequente Überwachung sowohl mit dem üblichen Kurzzeit-EKG (Frequenz, PQ-, QRS-, QT-Dauer) und mittels Langzeit-EKG. Bei Patienten mit lebensbedrohlichen Arrhythmien wird man eine solche Therapieeinleitung unter Monitorkontrolle vornehmen.

Ein besonderes Problem stellt ein proarrhythmischer Effekt während der invasiven elektrophysiologischen Testung bei Patienten mit ventrikulären Arrhythmien dar. Wie schon erwähnt, ist dieses Krankengut besonders gefährdet, da meist auch eine schlechte linksventrikuläre Funktion vorliegt. Ein proarrhythmischer Effekt wird hierbei zum Teil sehr unterschiedlich definiert. Eine paradoxe arrhythmogene Wirkung wird dann angenommen, wenn die Tachykardie leichter auslösbar ist. Manchmal ist die Tachykardie überhaupt erstmalig nach Antiarrhythmikagabe auslösbar oder tritt sogar spontan auf. Außerdem kann eine paradoxe Zunahme der Tachykardiefrequenz beobachtet werden. Ein Antiarrhythmikum kann auch den Übergang in Kammerflimmern spontan oder bei Terminierungsversuchen unter Umständen begünstigen. Die Häufigkeit solcher unerwünschten und zum Teil bedrohlichen Effekte wird mit 5–20% der auf diese Weise untersuchten Patienten angegeben [3]. Insgesamt müssen diese Befunde allerdings mit großer Zurückhaltung interpretiert werden. Auch spontan können sich bei mehrfachen Kontrollstimulationen erhebliche Änderungen, beispielsweise der Frequenz und der Terminierbarkeit ventrikulärer Tachykardien, ergeben.

Ein weiteres Problem sind die hämodynamischen Nebenwirkungen. Praktisch alle Antiarrhythmika besitzen einen negativ-inotropen Effekt, wenn auch die experimentellen und klinischen Befunde bei einzelnen Substanzen zum Teil widersprüchlich sind. Bei Patienten mit normaler Ventrikelfunktion sind diese hämodynamischen Wirkungen praktisch bedeutungslos. Schwierig kann dagegen die Situation bei Patienten mit Herzinsuffizienz sein. Experimentelle Untersuchungen der Inotropie von Antiarrhythmika sind prinzipiell nur sehr bedingt in der Lage, zur klinischen Fragestellung beizutragen. Dies gilt sowohl für die Übertragung von Befunden an der Einzelfaser oder am isolierten Herzen auf das intakte Kreislaufsystem als auch für Rückschlüsse vom normalen auf den erkrankten Herzmuskel. Am isolierten Papillarmuskel ließ sich für praktisch alle Antiarrhythmika ein konzentrationsabhängiger negativ-inotroper Effekt nachweisen, der allerdings in verschiedenen Untersuchungen unterschiedlich ausgeprägt war. Im intakten Organismus werden die hämodynamischen Wirkungen von Antiarrhythmika ganz wesentlich von den Kreislaufeffekten mitbestimmt. Viele Substanzen führen über eine Vasodilatation zu einer Abnahme des peripheren Widerstands und damit zu einer Blutdrucksenkung. Demgegenüber kommt bei Substanzen wie Disopyramid und Spartein, die nicht zu einer Senkung des arteriellen Widerstands führen, der direkte negativ-inotrope Effekt auf den Herzmuskel voll zum Tragen (Übersicht s. [4, 10].

In vergleichenden hämodynamischen Untersuchungen verschiedener Klasse-I-Antiarrhythmika beim gleichen Patientenkollektiv erwies sich Disopyramid als deutlich kardiodepressiv, was besonders nach i.v.-Applikation zum Tragen kam (Übersicht s. [2]). Unter den oben skizzierten Voraussetzungen, daß die fehlende Nachlastsenkung der entscheidende Faktor für den klinischen Effekt darstellt, müßte dies durch zusätzliche Gabe eines arteriellen Vasodilatators zu kompensieren sein. Betablocker (Klasse II) haben nur indirekt kardiodepressive Wirkungen, wenn man einmal von der geringen „lokalanästhetischen" Membranwirkung einzelner Substanzen absieht. Entsprechend zeigen sie beim gesunden Herzen, das nicht auf Katecholamine angewiesen ist, nur Frequenzeffekte. Bei Patienten mit Herzinsuffizienz können dagegen Betablocker die hämodynamische Situation dramatisch verschlechtern. Dies gilt selbstverständlich auch für die häufige Kombination eines Betablockers mit einem Klasse-I-Antiarrhythmikum, da sich die kardiodepressiven Effekte addieren. Über die negative Inotropie der Klasse III-Substanz Amiodaron liegen im Vergleich zu Klasse-I-Antiarrhythmika keine Untersuchungen vor. Dennoch scheinen die kardiodepressiven Effekte von Amiodaron zumindestens bei oraler Therapie praktisch kaum eine Rolle zu spielen. Wegen der gegensätzlichen kardialen und nachlastsenkenden peripheren Effekte der Ca-Antagonisten (Klasse IV) werden diese Substanzen hämodynamisch meist gut toleriert. Digitalis, manchmal auch in Klasse V eingeordnet, ist die einzige Substanz, die positiv-inotrop wirkt. Entsprechend kann die gleichzeitige Gabe von Antiarrhythmika oder Betablockern mit Digitalis hämodynamisch günstig sein.

Die Therapie der kardialen Nebenwirkungen von Antiarrhythmika ist dadurch erschwert, daß außer für die Betablocker ein eigentliches Antidot nicht existiert. Bei Intoxikationen mit Ca-Antagonisten ist schon über eine erfolgreiche Zufuhr von Kalziumglukonat berichtet worden. Ebenso wurden Versuche mit Natriumzufuhr bei Intoxikationen mit Klasse-I-Antiarrhythmika gemacht. Nach Intoxikationen mit verschiedenen Antiarrhythmika wurden auch mehr oder weniger erfolgreiche Versuche einer extrakorporalen Elimination gemacht. Dies muß zumindestens bei Substanzen mit großem Verteilungsvolumen als unzureichende Maßnahme angesehen werden. Gleiches gilt auch für Digitalis. Daher bleibt in den meisten Fällen nur die symptomatische Therapie einschließlich üblicher Reanimationsmaßnahmen bis zum Abfall des Gewebsspiegels. Eine Bradykardie oder Asystolie kann mit temporärer Elektrostimulation beherrscht werden. Allerdings kann bei Intoxikationen mit hohen Dosen von Antiarrhythmika die Stimulation ineffektiv sein. Eine Ventrikelstimulation mit relativ hoher Frequenz wird auch beim Auftreten von „torsades de pointes" empfohlen. Zur Behandlung kardiodepressiver Effekte, insbesondere auch bei Intoxikationen, werden Sympathikomimetika und andere positiv-inotrope Substanzen wie Glukagon eingesetzt. Beim ausgeprägten Blutdruckabfall sind auch periphere Vasokonstriktoren wie Angiotensin gegeben worden. Trotz all dieser Maßnahmen ist die Prognose von Antiarrhythmikaintoxikationen immer noch sehr ernst.

Die potentiellen extrakardialen Nebenwirkungen der einzelnen Antiarrhythmika können in dem zur Verfügung stehenden Rahmen nur pauschal dargestellt werden. Hinsichtlich weiterer Details muß auf die entsprechende Literatur verwiesen werden [4, 7, 8, 10]. Diese Nebenwirkungen können praktisch alle Organe bzw. Zellsysteme betreffen.

Nebenwirkungen im Bereich des Zentralnervensystems einschließlich des Auges führen häufig zur subjektiven Beeinträchtigung und damit zum Absetzen des Medikamentes. Praktisch alle Klasse-I-Antiarrhythmika können zu Kopfschmerzen, Übelkeit, Tremor, u.U. auch zu Psychosen und Krämpfen führen (Tabelle 2). Lipophile Substanzen (Lidocain, Mexiletin) scheinen besonders häufig zu zerebralen Nebenwirkungen zu führen. Alpträume sind demgegenüber eine Besonderheit bei Lorcainid. Alle diese

Tabelle 2. Mögliche extrakardiale Nebenwirkungen verschiedener Antiarrhythmika

Nebenwirkung	Antiarrhythmikum
Zentralnervensystem	Alle Klasse-I-Substanzen
Übelkeit, Brechreiz, Ohrensausen, Kopfschmerzen, Nystagmus, Doppelsehen, Krämpfe, Psychosen, Ataxie, Tremor,	
Alpträume	Lorcainid
Auge	
Akkommodationsstörung	Disopyramid
Glaukomverstärkung	Chinidin (Procainamid)
Hornhautablagerung	Amiodaron
Periphere Neuropathie	Amiodaron
Muskelschwäche	Amiodaron Chinidin (Klasse I)

Tabelle 3. Mögliche gastrointestinale Nebenwirkungen verschiedener Antiarrhythmika

Nebenwirkung	Antiarrhythmikum
Leber	
Cholostase	Ajmalin, Aprindin, Chinidin, Disopyramid, Propafenon
Hepatitis	Aprindin, Ajmalin, Amiodaron, DPH, Mexiletin, Tocainid
Gastrointestinaltrakt	
Übelkeit, Erbrechen, Diarrhoe, Darmkrämpfe	alle Klasse I Amiodaron
Obstipation	Disopyramid, Chinidin, Amiodaron Verapamil
Gingivahyperplasie	DPH

Effekte sind nach Absetzen des Medikaments reversibel. Im Bereich des Auges können Substanzen mit vagolytischen Effekten zu Akkommodationsstörungen und zur Verstärkung des Augeninnendrucks führen. Die praktisch immer nachweisbaren Corneaablagerungen von Amiodaron führen u. U. zu Blendeffekten, was besonders bei nächtlichen Autofahrten problematisch sein kann.

Auch gastrointestinale Nebenwirkungen sind teilweise ein Grund für das Absetzen eines Medikaments. Fast alle Antiarrhythmika können zu Übelkeit, Erbrechen und Diarrhöen führen. Die gleichen Substanzen bewirken u. U. über sehr unterschiedliche Mechanismen (Vagolyse, Ca-Antagonismus) eine Obstipation (Tabelle 3). Im Bereich der Leber sind für alle Klasse-I-Substanzen Cholestasen und unspezifische Hepatitiden beschrieben. Besonders bekannt wurden Cholestasen unter Ajmalin und seinen Derivaten. Da es sich allerdings meist um Einzelbeobachtungen handelt, ist die wirkliche Inzidenz insbesondere im Vergleich verschiedener Antiarrhythmika kaum abschätzbar. Meist normalisiert sich die Leberfunktion nach Absetzen des Medikaments. Im Einzelfall kann eine hepatische Funktionsstörung zumindestens für längere Zeit persistieren.

Depressive Effekte auf das Knochenmark sind eine besonders gefürchtete Komplikation. Praktisch alle Klasse-I-Antiarrhythmika können zu Leukopenien und Agranulozytosen führen (Tabelle 4). Hierbei handelt es sich sowohl um direkt toxische als auch um allergische Reaktionen. Besonders bekannt wurden solche Nebenwirkungen unter Aprindin, wo die Häufigkeit einer Leukopenie im Promillebereich liegt. Für andere Substanzen gibt es kaum quantitative Daten. Besonders gefährdet sind Patienten mit schon vorher gestörter oder verminderter Knochenmarksaktivität, etwa im höheren Alter. Bei frühzeitiger Erkennung und Absetzen des Antiarrhythmikums, ggf. auch unter zusätzlicher Kortisongabe, sind diese Nebenwirkungen praktisch immer reversibel. Wird die Substanz aber weiter unkontrolliert gegeben, können tödliche Agranulozytosen resultieren. Anämien und Thrombopenien wurden selten unter Chinidin und DPH beschrieben. Procainamid und DPH induzieren LE-Phänomene, die bei Fortführung der Therapie in seltenen Fällen auch in das klinische Bild eines Lupus erythematodes übergehen können. Gefährdet unter Procainamid sind besonders sog. Nicht-Metabolisierer mit angeborenen Enzymdefekten, wobei die Überführung in N-Acetylprocainamid vermindert ist. Solche Enzymdefekte können bei verschiedenen Substanzen zu Intoxikationen, auch bei normaler Dosis, führen (Tabelle 5).

Weitere mögliche Nebenwirkungen betreffen die Haut. Hier ist neben allergischen Exanthemen insbesondere die Photosensibilisierung unter Amiodaron zu erwähnen, die besonders für jüngere Patienten ein großes Problem darstellen kann (Tabelle 6). Im Bereich der Lunge ist einmal die Bronchokonstriktion unter Betablockern von Bedeutung. Da der Effekt auf der Blockierung der β_2-Rezeptoren beruht, ist er bei „selektiven" Betablokkern und solchen mit hoher sympathikomimetischer Eigenaktivität (ISA) geringer ausgeprägt. Diese pharmakodynamischen Unterschiede sind auch für die Langzeitbehandlung von Patienten mit normaler Lungenfunktion von Bedeutung [5]. Bei Asthmatikern sollten allerdings auch selektive Betablocker vermieden werden. Während diese funktionellen Effekte ggf. durch Katecholamine zu antagonisieren sind, ist eine amiodaroninduzierte Lungenfibrose prinzipiell irreversibel. Daher ist eine frühzeitige Erfassung dieser Nebenwirkungen über die Kontrolle der Lungenfunktion (Diffusionskapazität) neben dem relativ unsensiblen Röntgenbild von Bedeutung.

Tabelle 4. Mögliche Nebenwirkungen verschiedener Antiarrhythmika auf das blutbildende System

Nebenwirkung	Antiarrhythmikum
Leukopenie	DPH, Procainamid
Agranulozytose	Aprindin, Ajmalin
Panzytopenie	Chinidin, Disopyramid, Tocainid, Propafenon
(Hämolytische) Anämie	DPH, Chinidin
Thrombopenie	DPH, Chinidin (Mexiletin, Ajmalin)
LE-Bilder	DPH, Procainamid (Tocainid. Mexiletin)

Tabelle 5. Beschriebene Störungen des Metabolismus verschiedener Antiarrhythmika durch angeborenen Enzymdefekt

Enzymdefekt	Antiarrhythmikum
N-Acetyltransferasemangel (50%)	Procainamid
Debrisoquinhydroxylase (5–10%)	Spartein
	Encainid
	Propafenon
	DPH
	Ajmalin

Tabelle 6. Mögliche Nebenwirkungen von Antiarrhythmika auf Haut und Lunge

Nebenwirkung	Antiarrhythmikum
Haut	
Erythem, Ausschlag	Alle Klasse-I-Antiarrhythmika
Photosensibilisierung, Hautverfärbung	Amiodaron
Hirsutismus, Hyperkeratose	DPH (Phenytoin)
Lunge	
Bronchialobstruktion	Betablocker (β_2-Rezeptoren)
	(Amiodaron)
	(Propafenon)
Fibrose, Infiltration	Amiodaron
Granulomatose	Tocainid

Tabelle 7. Mögliche Nebenwirkungen von Antiarrhythmika auf das Urogenitalsystem

Nebenwirkung	Antiarrhythmikum
Harnverhalten	Chinidin, Disopyramid (Procainamid)
Potenzstörung	Betablocker, Propafenon, Flecainid
Spermiogenese	Propafenon
Uteruskontraktion	Disopyramid, Spartein, Chinidin

Tabelle 8. Mögliche endokrine Nebenwirkungen von Antiarrhythmika

Nebenwirkung	Antiarrhythmikum
Schilddrüse	
Hyper- oder Hypofunktion	Amiodaron
Nebennierenrinde	
Unterfunktion	DPH
Hypophyse	
ADH-Sekretion (Hyponatriämie)	Lorcainid
Blutzuckerregulation	Betablocker (β_2-Rezeptoren)
	Disopyramid
	Amiodaron
	DPH

Tabelle 9. Interaktionen von Antiarrhythmika untereinander mit anderen in der Kardiologie gebräuchlichen Medikamenten

Antiarrhythmikum	Interaktion mit
Digoxin	Chinidin, Verapamil, Amiodaron
	(Flecainid, Propafenon)
Dicumarol	Chinidin, Amiodaron, DPH
Procainamid, DPH	Amiodaron
Lidocain	Propranolol
Chinidin, Mexiletin, Disopyramid	DPH
Verapamil	Chinidin

Im Bereich des Urogenitalsystems können vagolytische Effekte zu Harnverhaltungen und sympathikolytische Effekte zu Potenzstörungen führen (Tabelle 7). Entsprechend wird man bei älteren Männern insbesondere mit der Gabe von Disopyramid zurückhaltend sein. Störungen der Spermiogenese wurden ganz vereinzelt unter Propafenon beschrieben. Besonders Antiarrhythmika der Klasse Ia können zu Uteruskontraktionen führen und damit einen Abort einleiten. Allerdings wird man diese Substanzen grundsätzlich nicht in der Schwangerschaft verabreichen.

Als bedeutsame Nebenwirkungen im Bereich innersekretorischer Organe ist insbesondere die Beeinflussung der Schilddrüsenfunktion durch das jodhaltige Amiodaron erwähnenswert. Ein weiterer bedeutsamer Punkt ist die Störung der Blutzuckerregulation durch Betablocker, die wiederum bei „selektiven" Blockern und solchen mit hoher ISA weniger ausgeprägt ist (Tabelle 8). Die verminderte Glukosemobilisation kann schon bei Gesunden zur Minderung der Leistungsfähigkeit führen. Die Problematik bei Diabetikern liegt insbesondere darin, daß die typischen Syndrome der Hypoglykämie durch die Betablocker kaschiert werden. Daher muß in diesen Fällen die Einstellung sorgfältig kontrolliert werden. Abschließend seien noch als weitere mögliche Nebenwirkung bei der Therapie mit Antiarrhythmika die Interaktionen untereinander und mit anderen Medikamenten erwähnt (Tabelle 9). Besondere Bedeutung haben hierbei die Interaktionen von Chinidin mit Digoxin sowie Chinidin und Amiodaron mit Dicumarol. Bei entsprechender Überwachung des Digoxinspiegels bzw. Umsetzen auf Digitoxin sowie engmaschiger Kontrolle des Quick-Wertes brauchen diese Interaktionen nicht zu Problemen zu führen.

Zusammenfassend sollte wegen der möglichen Nebenwirkungen die Indikation zur medikamentösen Behandlung von Herzrhythmusstörungen kritisch gestellt werden. Wenn man sich aus symptomatischen oder prognostischen Gründen für eine antiarrhythmische Therapie entscheidet, wird man aus den prinzipiell in Frage kommenden Substanzen diejenigen mit der geringsten Nebenwirkung zuerst einsetzen. Individuelle Aspekte (Schenkelblock, Prostatahypertrophie) sind hierbei zu berücksichtigen. Medikamente mit potentiell besonders schwerwiegenden Nebenwirkungen sollten nur bei bedrohlichen Arrhythmien oder erheblicher Symptomatik nach Besprechung mit dem Patienten eingesetzt werden. Insbesondere in der Anfangsphase ist eine konsequente Überwachung erforderlich. Hierbei ist einmal die Anamnese von großer Wichtigkeit (Dyspnoe, Synkopen, Tremor etc.), außerdem Kontrollen des Elektrokardiogramms sowie entsprechender Laborwerte. Je nach eingesetztem Medikament sind zusätzliche spezielle Untersuchungen (z.B. Lungenfunktion) erforderlich. Auf diese Weise können die Gefahren einer antiarrhythmischen Therapie auf ein Minimum reduziert werden.

Literatur

1. Andresen D, Leitner ER v, Wegschneider K, Schröder R (1984) Neue Methode zur Beurteilung eines antiarrhythmischen Therapieerfolges und eines paradoxen arrhythmogenen Medikamenteneffektes beim Einzelpatienten. Z Kardiol 73:492
2. Block PJ, Winkle RA (1983) Hemodynamic effects of antiarrhythmic drugs. Am J Cardiol 52:14 C
3. Horowitz LN, Greenspan AM, Rae AP, Kay HR, Spielman SR (1987) Proarrhythmic responses during electrophysiologic testing. Am J Cardiol 59:45 E
4. Lüderitz B (1987) Therapie der Herzrhythmusstörungen (3. Aufl.) Springer, Berlin Heidelberg New York Tokyo
5. Northcote RJ, Ballantyne D (1986) Influence of intrinsic sympathomimetic activity on respiratory function during chronic blockade: comparison of propranolol and pindolol. Br Med J 293:97
6. Podrid PJ, Lampert S, Graboys TB, Blatt CM, Lown B (1987) Aggravation of arrhythmia by antiarrhythmic drugs – incidence and predictors. Am J Cardiol 59:38 E
7. Pop T (1986) Therapie mit Antiarrhythmika. Arzneimittelther 4:9
8. Schwartz JB, Keefe D, Harrison DC (1981) Adverse effects of antiarrhythmic drugs. Drugs 21:23
9. Seipel L (1987) Klinische Elektrophysiologie des Herzens. Thieme, Stuttgart
10. Seipel L, Breithardt G (1981) Antiarrhythmika. In: Krayenbühl HP, Kübler W (Hrsg) Kardiologie in Klinik und Praxis. Thieme, Stuttgart, p 66

Aktueller Stand der antibradykarden Elektrotherapie

J. WITTE

Die künstliche Stimulation des Herzens hat sich in nur 3 Jahrzehnten vom ersten Wiederbelebungsversuch [23] zu einem weit verbreiteten und erfolgreichen Therapieverfahren entwickelt. Das trifft sowohl auf die Anwendung im kardialen Notfall als auch auf diagnostische Indikationen mit externen Stimulationssystemen, vor allem aber auf die Langzeittherapie lebensbedrohlicher Arrhythmien mit dauerimplantierbaren Herzschrittmachern zu.

Die anfänglichen methodischen und technischen Probleme sind inzwischen überwunden, so daß das Therapieverfahren heute als effizient und sicher eingeschätzt werden kann.

Bereits Ende der 60er Jahre wurde durch die Vereinfachung der Implantationstechnik die methodische Bindung an thoraxchirurgische Zentren aufgehoben, so daß parallel mit der steigenden Erfassung behandlungsindizierter Patienten eine Dezentralisierung der Therapie möglich wurde.

Einen der entscheidensten Fortschritte erfuhr das Therapieprinzip dann Ende der 70er Jahre durch neue technologische Entwicklungen, insbesondere durch die Einführung der Lithiumbatterien und mikroelektronischer Schaltkreise, die zu einer Verdopplung bis Verdreifachung der Funktionszeiten bei gleichzeitiger erheblicher Reduzierung der Gewichte und Volumina der Implantate führten. Es steht damit dem im Durchschnitt etwa 70 Jahre alten Patienten mit therapiepflichtigen Rhythmusstörungen ein lebenslang funktionstüchtiges Therapeutikum zur Verfügung.

Dieser Fortschritt wurde in den letzten Jahren durch eine Weiterentwicklung der Schaltkreise ergänzt, die den Schrittmacher auch postoperativ in einer Vielzahl von Parametern neu programmierbar gestalten und eine differentialtherapeutische Anpassung an individuelle Erfordernisse möglich machen und auch physiologische Regulationsmechanismen, wie die Erhaltung bzw. Wiederherstellung der AV-Koordination und die Adaptation der Stimulationsfrequenz an Belastungszustände, einbeziehen. Zukünftige Entwicklungen werden durch zunehmende Anwendung von schrittmacherinternen Mikroprozessoren über eine automatische Anpassung der Stimulationsparameter an veränderliche Bedingungen zu einer zunehmenden Sicherheit und zu einer Einschränkung der derzeit oft verwirrenden Vielzahl von Programmiermöglichkeiten führen.

Prof. Dr. J. Witte, Universitätsklinik für Innere Medizin „Theodor Brugsch", Bereich Medizin Charité der Humboldt-Universität zu Berlin, Schumannstraße 20/21, DDR-1040 Berlin

Ergebnisse der Schrittmachertherapie

Die Überlegenheit der Schrittmachertherapie gegenüber der konservativ-medikamentösen Behandlung konnte anhand der therapieabhängigen Überlebensrate übereinstimmend in mehreren Analysen belegt werden [4, 9, 18]. Danach ist unter konservativ-medikamentöser Therapie mit einer 50%igen Sterberate nach einem Jahr, in großen Kollektiven von Schrittmacherträgern dagegen erst nach 6–8 Jahren zu rechnen.

Die inzwischen erreichten Implantationszahlen belegen die Breite in der Anwendung: im Zeitraum zwischen 1960 und 1986 wurden weltweit ca. 2,5 Mio. Schrittmachererstimplantationen vorgenommen.

Nach neuesten Daten [3] aus 26 Ländern und 5500 Implantationszentren wurden 1986 235 000 Schrittmacher implantiert. Davon entfielen ca. 200 000 auf Erstimplantationen (= 80%). 50% aller Schrittmacher wurden in Europa, 47% in Nordamerika und nur 3% in der übrigen Welt implantiert. Nachdem die Implantationsrate in den USA nach Einführung von Indikationskontrollen für künstliche Schrittmacher um ca. ein Drittel von 516 auf 359/1 Mio. Einwohner gesunken ist, wird die Liste der Häufigkeit der Indikationsstellungen von Belgien mit 423 und der BRD mit 421 Neuimplantationen/1 Mio. Einwohner angeführt. Die DDR rangiert mit einer seit mehreren Jahren stabilen Rate um 240/1 Mio. Einwohner an 5.–6. Stelle in dieser Liste.

Indikation zur Schrittmachertherapie

Der Einsatz der künstlichen Stimulation kann passager oder permanent erfolgen.

Domäne der *passageren Stimulation* sind die therapeutische Anwendung im kardialen Notfall, nach kardiochirurgischen Eingriffen und im Rahmen elektrophysikalischer Untersuchungen zur Aufdeckung der Mechanismen von Arrhythmien durch programmierte Stimulation [12].

Die Impulszuführung zum Herzen erfolgt dabei über Katheterelektroden, die vorzugsweise durch die Vena femoralis, Vena subclavia oder auch die Vena cubitalis ins Herz eingebracht werden. Der Schrittmacher selbst wird extern an die Katheterelektroden gekoppelt. Eine gewisse Renaissance haben insbesondere durch die Entwicklung neuer, großflächiger Elektroden sowohl die transösophageale [19, 20] wie die transkutane Stimulation [2, 14] gefunden, während die transthorakale [6] und die myokardiale [17] Stimulation wegen ihrer hohen Komplikationsrate weitgehend verlassen wurden.

Die Indikation zur Implantation *permanenter Schrittmacher* ist in Abhängigkeit von den klinischen und elektrophysiologischen Erfahrungen sowie der methodischen Entwicklung einem Wandel unterlegen.

Als allgemeine Grundsätze der Indikation zur permanenten Schrittmachertherapie können heute gelten:

1. Keine untere und obere Altersgrenze.
2. Ein nachgewiesener Morgagni-Adams-Stokes-Anfall (indikationsentscheidend).
3. Eine kardiale Rekompensation und ein Verlassen des Bettes sollten absehbar sein.
4. Reversible Bradykardien durch Medikamente (vorwiegend durch Glykoside, Betablocker und Antiarrhythmika), akute Myokarditis, akuter Myokardinfarkt, Elektrolytverschiebungen sowie anderweitig kurable Grundleiden sollen ausgeschlossen werden. Sie können allerdings Indikation für eine temporäre Stimulation sein.
5. Individuelle Entscheidung bei Endstadien inkurabler Leiden (z. B. Karzinom).
6. Individuelle Randbedingungen, wie Erhalt der Fahrtauglichkeit, voraussichtliche Verbesserung der Lebensqualität, Prävention eines möglichen zerebralen Insults bei zerebrovaskulärer Insuffizienz usw., sollten in Grenzfällen die Indikationsstellung zugunsten der Schrittmachertherapie beeinflussen.

Eindeutige Indikation zur Dauertherapie mit implantierbaren Schrittmachern sind chronische bzw. chronisch wiederkehrende bradykarde Rhythmusstörungen, die

1. mit asystolischen Morgagni-Adams-Stokes-Anfällen einhergehen,
2. eine gegenüber Medikamenten therapierefraktäre Herzinsuffizienz (manifeste Dekompensation; zerebrale, koronare und renale Zeichen eines verminderten Herzzeitvolumens) aufweisen,
3. zum Triggermechanismus tachykarder Rhythmusstörungen (Bradytachykardiesyndrom, hyperdyname Morgagni-Adams-Stokes-Anfälle) werden oder
4. asystolische Pausen von über 3 s Länge oder einen Ersatzrhythmus mit Frequenzen unter 35/min bei erworbenen, bisher asymptomatischen Bradykardien aufweisen.

Keine Indikation zur Schrittmachertherapie sind alle übrigen asymptomatischen Bradykardien. Im einzelnen ergibt sich damit die Indikation zur Schrittmachertherapie bei folgenden Formen der Rhythmusstörungen:

1. Atrioventrikuläre Leitungsstörungen:
   - Symptomatischer, permanenter oder intermittierender AV-Block II. und III. Grades,
   - permanenter AV-Block II. und III. Grades mit bradykardiebedingter Herzinsuffizienz bzw. ungenügendem Herzzeitvolumen,
   - symptomatischer bifaszikulärer Block mit intermittierendem AV-Block II. Grades (Typ 1) und III. Grades (trifaszikulär),
   - Kammerbradyarrhythmie bei Vorhofflimmern mit Morgagni-Adams-Stokes-Anfällen und/oder medikamentös nicht beherrschbare Herzinsuffizienz.
2. Reizbildungs- und Erregungsleitungsstörungen im Vorhofbereich:
   - Sinusknotensyndrom mit Morgagni-Adams-Stokes-Anfällen,

- Sinusknotensyndrom mit Herzinsuffizienz,
- Brady-Tachykardie-Syndrom,
- hypersensitives Karotissinussyndrom mit spontanen und wiederholten Synkopen, das bei Kopfwendung Asystolien von über 3 s zeigt.

Der bifaszikuläre Block mit AV-Block I. Grades ohne Symptome kann Indikation zur prophylaktischen Schrittmacherimplantation sein. (Als Entscheidungshilfe kann die His-Bündel-Elektrographie zum Nachweis einer verlängerten HV-Zeit herangezogen werden). Keine Indikation zur Schrittmacherversorgung sind faszikuläre Blöcke mit AV-Block I. Grades ohne Symptome.

Schrittmachertypen

Derzeit werden mehr als 150 verschiedene Schrittmachermodelle von mindestens 15 Herstellern angeboten. Diese verwirrende Vielzahl verfügbarer Systeme läßt sich jedoch durch die Beschreibung ihrer Betriebsart weitgehend systematisieren. Die Betriebsart eines Schrittmachers ist durch den Ort der Impulsabgabe, den Ort der Detektion der Steuerpotentiale und die Art der Impulssteuerung (inhibiert oder getriggert) charakterisiert und so durch einen 3-Buchstaben-Code zu kennzeichnen.

Um auch Zusatzfunktionen moderner Schrittmacher, wie Programmierbarkeit und Antitachykardieprogramme, einzubeziehen, wurde dieser Code auf 5 Buchstaben erweitert, der auf die Intersociety Commission for Heart Diseases Resources (ICHD) zurückgeht [15]. Die Buchstaben der 5 Positionen bedeuten:

1. Stimulationsort,
2. Detektionsort,
3. Impulssteuerung,
4. Programmierbarkeit,
5. Antitachykardieprogramm.

Als Stimulations- und Detektionsort kommen der Ventrikel (V), der Vorhof (A) oder beide (D) in Frage. Die Impulsabgabe kann inhibiert (I) oder getriggert (T) oder beides (D) sein. Die Programmierbarkeit kann nicht (0), eingeschränkt (P, bis 2 Funktionen) oder umfassend (M, multiprogrammierbar) sein. Bei den antitachykarden Funktionen steht „0" für keine, „B" für 'burst' (Salve), „S" für Scanning (programmierte Einzelstimuli) und „E" für externe Steuerung des antitachykarden Programms.

Programmierbarkeit

Die postoperative Veränderung der Betriebsart und der Stimulationsparameter durch externe Programmübertragung macht den modernen

Schrittmacher den individuellen und im Krankheitsverlauf veränderlichen Gegebenheiten anpaßbar. Klinisch relevant ist die Variationsmöglichkeit der Frequenz (hohe Frequenz bei Kindern, Overdriving, niedrige Interventionsfrequenz bei kurzzeitigen Sinusbradykardien, z.B. Karotissinussyndrom). Dem gleichen Ziel dient die sog. Hysteresefunktion, bei der eine Verlängerung des Interventionsintervalls nach Detektion inhibierender Eigenrhythmen programmiert werden kann. Durch die Programmierbarkeit der Impulslänge und der Impulsamplitude ist einerseits der Energieverbrauch des Schrittmachers zu minimieren und die Muskelstimulation im Pectoralis- und Zwerchfellbereich zu beseitigen, andererseits kann durch Erhöhung der Stimulationsenergie eine sich entwickelnde unterschwellige Stimulation (durch Reizschwellenerhöhung) zumindest temporär überwunden werden. Auch Schrittmacherfunktionsstörungen durch fehlerhafte Detektion der Steuerpotentiale können duch eine Umprogrammierung der Eingangsempfindlichkeit korrigiert werden. (Durch eine Erniedrigung der Eingangsempfindlichkeit ist einer Parasystolie erfolgreich zu begegnen, eine Erhöhung kann einem „Oversensing" durch Muskelpotentiale vorbeugen.)

Die hauptsächlich verwendeten Schrittmachertypen sind:

1. *AAI – Vorhofbedarfsschrittmacher:* Er stimuliert den Vorhof im Falle einer Bradykardie und wird durch das Vorhofpotential bei ausreichender Vorhofeigenfrequenz inhibiert.
2. *VVI – Ventrikelbedarfsschrittmacher:* Er stimuliert den Ventrikel im Falle einer Bradykardie und wird durch das Ventrikelpotential bei Kammereigenfrequenzen oberhalb der (programmierten) Basisfrequenz inhibiert.
3. *DDD – sequentieller Bedarfsschrittmacher:* Er stimuliert nacheinander Vorhof und Ventrikel mit programmiertem AV-Intervall, im Falle einer schnelleren Vorhoffrequenz vorhofsynchron den Ventrikel. In beiden Kanälen detektiert er Eigenaktionen und inhibiert die Impulsabgabe im gleichen Kanal.

Alle übrigen Schrittmacherfunktionsarten, wie die VAT-Stimulation (keine Erkennung im Ventrikel), die DVI-Stimulation (keine Erkennung im Vorhof) und die VDD-Mode (keine Stimulation im Vorhof) werden nur selten eingesetzt bzw. nur unter Sonderbedingungen programmiert.

Differentialtherapie

Die zur Verfügung stehenden multiprogrammierbaren Schrittmacher schaffen Möglichkeiten zu einer flexiblen Anpassung der Therapie an die individuellen elektrophysiologischen und hämodynamischen Gegebenheiten, die weit über das ehemalige Konzept der rein lebenserhaltenden Therapieform hinausgehen. Ansprüchen an die Lebensqualität, sofern sie an die Verbesserung der Herzleistung gebunden sind, kann dadurch wesentlich besser Rechnung getragen werden. Ziel einer modernen Schrittmachertherapie ist es, die physiologische Vorhof-Kammer-Synchronisation zu erhalten bzw. wiederherzustellen und eine Frequenzadaptation an unterschiedliche Belastungsbedingungen zu ermöglichen. Die physiologische Vorhof-Kammer-Koordination hat vorwiegend positive Auswirkungen auf die – im Alltagsleben des Durchschnittspatienten im Vordergrund stehende – Ruhehämodynamik; die Frequenzregulation dagegen kommt der Belastungshämodynamik zugute. Durch zahlreiche hämodynamische Untersuchungen [10, 13, 21] konnte eine Steigerung des Herzzeitvolumens zwischen 10 und 43% nachgewiesen werden, wenn von einer einfachen Ventrikelstimulation auf eine AV-synchrone Kammerstimulation übergegangen wurde. Dieser Zuwachs an Pumpleistung des Herzens ist komplexer Natur und wird im wesentlichen durch die aktive Volumenverschiebung in den Ventrikel, die enddiastolische Druckerhöhung (Frank-Starling-Mechanismus), den zeitgerechten Schluß der AV-Klappen, die Senkung des mittleren atrialen und pulmonalen Drucks sowie des O_2-Bedarfs des Herzens erreicht.

Der Verlust des Vorhofbeitrags kommt im Extrem in seinen negativen Auswirkungen beim sog. Schrittmachersyndrom zum Ausdruck, bei dem es unter Ventrikelstimulation in Verbindung mit einer intakten (retrograden) ventrikuloatrialen Leitung zu einer Umkehr der Kontraktionsfolge des Herzens mit einer „Vorhofpfropfung" kommt. Betroffen sind vorwiegend Patienten mit Sinusknotensyndrom nach Implantation eines VVI-Schrittmachers (Abb. 1a, b). Bei ihnen kommt es regelmäßig zu einer Abnahme des Herzzeitvolumens um ca. 30%, was allerdings von einem großen Teil der Patienten ohne wesentliche klinische Zeichen toleriert wird. Bei einem Anteil von 10–15% der Patienten sind aber – offensichtlich durch eine zusätzlich ausgelöste reflektorische Senkung des Blutdrucks – dramatische hämodynamische Veränderungen mit Leistungsschwäche, Dekompensationszeichen, Schwindel bis hin zu Synkopen nachzuweisen. Das Schrittmachersyndrom kann durch Wiederherstellung der natürlichen AV-Sequenz (permanente Vorhofstimulation, DDD-Stimulation) behandelt bzw. vermieden werden.

Die Grenzen der alleinigen Wiederherstellung der AV-Koordination sind erreicht, wenn unter Belastung zusätzliche Anforderungen an die Hämodynamik gestellt werden. Eine Steigerung der Förderleistung des Herzens ist dann nur noch durch eine zusätzliche Schlagfrequenzsteigerung zu erlangen. Sie ist prinzipiell am besten durch die Ausnutzung der natürlichen Frequenzvariabilität des Sinusknotens zu erreichen, indem das Vorhofpotential zur Steuerung des Schrittmachers (vorhofsynchrone Ventrikelstimulation) über eine Elektrode abgegriffen wird. Fehlt die physiologische sinusknotengesteuerte Frequenzanpassung (wie z. B. bei Sinusbradykardien oder Vorhofflimmern) kann diese heute durch frequenzadaptive Schrittmachersysteme nachgeahmt werden.

Als Steuergrößen für die Variation der Stimulationsfrequenz können andere, ebenfalls belastungsabhängige physiologische Reaktionen verwendet werden: das QT-Intervall (das sich unter Katecholaminausschüttung verkürzt), die Atemfrequenz, Erschütterungen durch Muskelaktivität, Körpertemperatur, pH-Wert, Sauerstoff- und CO_2-Sättigung sowie Blutdruckpa-

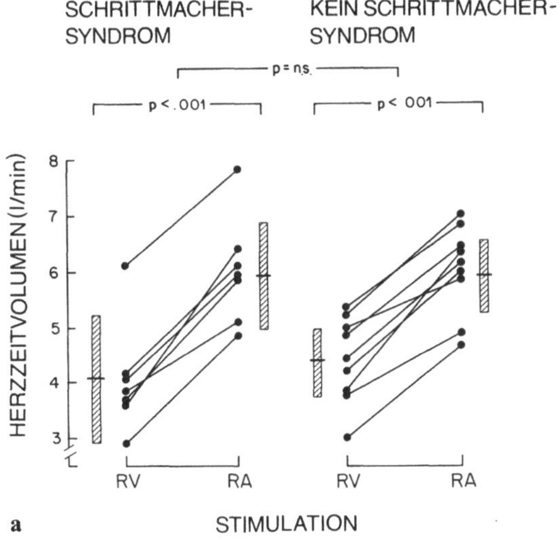

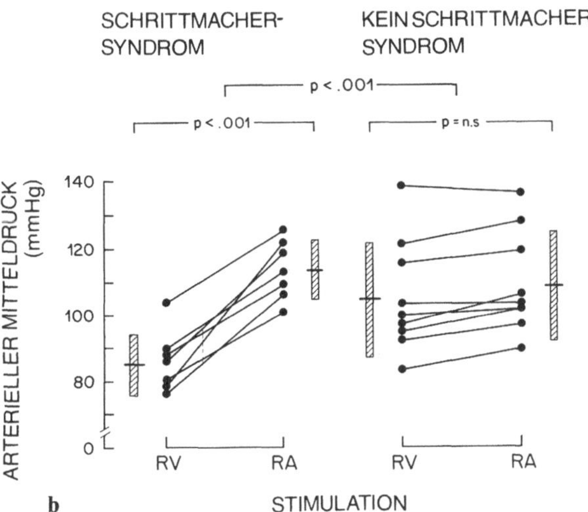

Abb. 1. a Messung des Herzzeitvolumens in l/min bei 2 Patientengruppen mit Sinusknotensyndrom und retrograder Vorhoferregung. Gruppe 1 (7 Patienten) mit klinisch ausgeprägten Zeichen eines Schrittmachersyndroms, Gruppe 2 ohne entsprechende Symptome (9 Patienten). Die Messungen wurden anläßlich eines Korrektureingriffs wegen des Schrittmachersyndroms (Gruppe 1) bzw. anläßlich eines Schrittmacherwechsels wegen Batterieerschöpfung (Gruppe 2) des vorimplantierten Systems vorgenommen. Das Herzzeitvolumen wurde mittels Thermodilution unter rechtsventrikulärer (*RV*) und rechtsatrialer (*RA*) Stimulation mit identischer Frequenz (72/min) unter Ruhebedingungen bestimmt. In beiden Gruppen kommt es zu einem signifikanten Abfall des Herzzeitvolumens unter rechtsventrikulärer Stimulation. **b** Unterschiede sind dagegen im Verhalten der Blutdruckregulation zu erkennen. Während die Blutdruckregulation in der Gruppe 2 weitestgehend erhalten bleibt, kommt es in der Gruppe mit Schrittmachersyndrom parallel zur Reduktion des Herzzeitvolumens zu einem signifikanten Abfall der (mittels arterieller Punktion) gemessenen Blutdruckwerte

rameter. Um *in praxi* eine optimale Nachahmung der physiologischen Frequenzregulation zu erreichen, sind hohe Anforderungen an die Sensoren zu stellen: hohe Sensitivität und Spezifität gegenüber der belastungsabhängigen Regelgröße, prompte Reaktion auf den Belastungsbeginn und Kontinuität des Signals parallel zur Belastung sowie eine Langzeitstabilität und ein geringer zusätzlicher Energiebedarf. Um eine individuelle Anpassung zwischen Regelgröße und Frequenzänderung zu gewährleisten, muß der jeweilige Algorithmus veränderlich programmierbar sein.

Folgende Prinzipien sind als frequenzadaptive Schrittmacher-Systeme realisiert:

1. QT-Intervall [16] (Quintech TX, Prism CL),
2. Atemfrequenz [8] (Biorate RDP, Meta MV),
3. Muskelaktivität [7] (Activitrax, Sensolog),
4. Temperatur [5] (Kelvin, Thermos, Nova MR).

Derzeit kann keines dieser Systeme aufgrund der genannten Anforderungen den anderen gegenüber als eindeutig überlegen favorisiert werden. Ein frequenzadaptives DDD-System ist bisher technologisch nicht realisiert. Der QT-Schrittmacher ist prinzipiell nur als VVI-System einsetzbar, während sich die Geräte mit den übrigen Sensoren auch im Vorhof als AAI-System anwenden lassen.

Die potentiellen Vorteile der multiprogrammierbaren Ein- und Zweikammersysteme und der frequenzadaptiven Schrittmacher müssen in der Praxis der individuellen Indikationsstellung gegenüber den potentiellen Nachteilen dieser hochentwickelten und komplizierten Systeme aufgewogen werden.

Als potentielle Nachteile kommen in Frage:

1. Erhöhte biologische und technische Komplikationsrate (zweite Elektrode, komplexere Elektronik usw).
2. Erhöhte Anforderungen und größerer Aufwand in der Nachsorge.
3. Kürzere Funktionszeiten durch höheren Stromverbrauch.
4. Höhere Kosten.

Diese Aspekte spielen in der praktischen Schrittmachertherapie insgesamt eine offensichtlich nicht unerhebliche Rolle und schränken die Indikationsstellung für „physiologische" Systeme ein. Wohl aufgrund dieser Faktoren ist der VVI-Schrittmacher mit seinen simplen Funktionen und seinem günstigen Preis mit mehr als 85% der weltweit am häufigsten verwendete Schrittmacher [3], obwohl er aus hämodynamischer Sicht nur noch einen relativ kleinen Indikationsbereich abdecken sollte.

In der Tabelle 1 sind den 3 wesentlichen Schrittmachertypen deren Indikationsbereiche gegenübergestellt. Nach Ansicht des Autors spielt bei differentialtherapeutischen Entscheidungen die AAI-Stimulation eine zu unrecht vernachlässigte Rolle. Obwohl in der internationalen Statistik ca. 40% der Indikationen das Sinusknotensyndrom betreffen, werden nur etwa 1,5% Vorhofschrittmacher implantiert [3].

Für eine häufigere Indikationsstellung der AAI-Stimulation beim Sinusknotensyndrom würde sprechen:

1. Erhalt der AV-Koordination.
2. Vermeidung des Schrittmachersyndroms.
3. Frequenzadaptive AAI-Systeme sind möglich und sind bei fehlender eigener Frequenzanpassung anzustreben.
4. Vermeidung des methodischen und finanziellen Aufwands der DDD-Stimulation.
5. Vermeidung der spezifischen Komplikation der DDD-Stimulation.

Tabelle 1. Indikationen der verschiedenen Schrittmachertypen

Schrittmacher	Indikation
VVI (M/frequenzgesteuert) Einfach, komplikationsarm, hämodynamisch ungünstig, Kontrolle simpel	Bradyarrhythmia absoluta (AV-Block, Supraventrikuläre Bradykardie, Karotissinussyndrom)
AAI (M/frequenzgesteuert) Einfach, komplikationsarm, hämodynamisch günstig, Kontrolle simpel	Sinusknotensyndrom mit intakter AV-Leitung
DDD „Physiologisch" AV-koordinierend, hämodynamisch günstig, methodisch, technisch und finanziell aufwendig	AV-Block, Sinusknotensyndrom mit distalen Leitungsstörungen, bradykarde Herzinsuffizienz ohne Vorhofflimmern/-flattern

Tabelle 2. Ergebnisse der AAI-Stimulation (1968–1985)

Anzahl der Patienten	261
Geschlecht	63,6% weiblich, 36,4% männlich
Durchschnittsalter	$53,7 \pm 6,2$ Jahre
Durchschnittliche Beobachtungsdauer	$60,6 \pm 32,2$ Monate ($=5,05$ Jahre)
AV-Block II. Grades	11 Patienten $=4,2\%$ nach durchschnittlich 42,5 Monaten
Vorhofflimmern	7 Patienten $=2,7\%$ nach durchschnittlich 22,1 Monaten
Verstorben	14 Patienten $=5,4\%$ nach durchschnittlich 44,1 Monaten
Andere Komplikationen (Reizschwellenerhöhung, Steuerungsfehler, Elektrodenbruch)	14 Patienten $=5,4\%$ nach durchschnittlich 33,1 Monaten

Gegen eine Vorhofstimulation wird ein häufiges Auftreten von AV-Blockierungen und von Vorhofflimmern ins Feld geführt [1]. Dagegen sprechen die eigenen Langzeitergebnisse, die in Tabelle 2 zusammengefaßt sind.

Der Ausschluß von klinisch relevanten AV-Leitungsstörungen erfolgte ausschließlich nach dem Befund des peripheren EKGs (keine distalen/faszikulären Leitungsstörungen, keine AV-Leitungsverzögerung) und der intraoperativen Bestimmung des Wenckebach-Punktes (1:1-Überleitung nicht unter 135/min).

Die vorliegenden Ergebnisse mit einer spezifischen Komplikationsrate von 6,9% nach durchschnittlich 5jähriger Funktionszeit dürften den häufigeren Einsatz der AAI-Stimulation rechtfertigen.

Komplikationen

Die Liste der möglichen Komplikationen der Schrittmachertherapie ist vergleichsweise lang, die Häufigkeit ihres Auftretens jedoch demgegenüber relativ gering:

Intraoperative Komplikationen:
- Asystolie, Kammerflimmern,
- Myokardperforation,
- Pneumothorax, Hämatothorax,
- Luftembolie.

Postoperative Komplikationen:
- Primäre Tascheninfektion,
- Taschenhämatom,
- Drucknekrose, sekundäre Infektion,
- Sepsis,
- Zwerchfellstimulation,
- Pectoralisstimulation.

Elektrodenbedingte Komplikationen:
- Elektrodendislokation,
- Reizschwellenerhöhung,
- Steuerungsausfall,
- Venenthrombose,
- Elektrodenbruch,
- Isolationsdefekt,

Schrittmacherbedingte Funktionsstörungen:
- Inhibierung durch Muskelpotentiale, elektromagnetische und galvanische Interferenzen,
- Tachykardien bei sequentiellen Schrittmachern,
- autonome Umprogrammierung/Programmverlust.

Schrittmacherbedingte Komplikationen:
- Keine Stimulation (no output),
- niedrige Impulsamplitude (low output),
- Frequenzerhöhung/-verringerung,
- Impulsverkürzung.

Die Komplikationsrate korreliert eng mit dem Umfang an akkumulierten methodischen Erfahrungen – die European Society on Cardiac Pacing (ESC) plädiert für eine Mindestimplantationsrate von 50 Schrittmachern/Zentrum/Jahr –, den Implantationsmethoden und der Auswahl der verwendeten Systeme und Elektroden. Die hohe Rate an technischen Komplikationen ist im Zuge der technologischen Entwicklungen inzwischen gegenüber den methodisch-biologischen Komplikationen auf ein Minimum geschrumpft. Als Methode der Wahl hat sich die transvenöse intrakardiale Applikation als wenig belastendes Verfahren nahezu 100%ig durchgesetzt [3]. Die Elektrodendislokation, als häufigste postoperative Komplikation, wird mit einer Häufigkeit zwischen 3 und 13% angegeben, die Rate der Komplikationen der Schrittmachertaschen mit 5% [22].

Die schwersten Komplikationen sind die seltenen intraoperativen Myokardperforationen mit Herzbeuteltamponaden und die aggressiv verlaufende primäre oder sekundäre Infektion der Schrittmachertasche mit septischer Streuung. Aber auch Thrombosen der zuführenden Venen und chronische Tascheninfektionen stellen ernst zu nehmende Komplikationen dar.

Dennoch kann das Therapieverfahren heute als zuverlässig und relativ komplikationsarm eingeschätzt werden, auch die Komplikationsrate mit den methodisch aufwendigeren Doppelkammersystemen ist relativ gering und sollte kein Hindernis zur breiteren Einführung der „physiologischen" Systeme darstellen.

Nachbetreuung

Der postoperativen Kontrolle des Schrittmacherträgers, insbesondere in der ärztlichen Allgemeinpraxis, kommt entscheidende Bedeutung für das Ergebnis der Schrittmachertherapie zu.

Die Funktionsdauer der Schrittmacher mit Lithiumbatterie ist heute zwischen 6 und 10 Jahren anzusetzen. Von einer Batterieerschöpfung kann bei den meisten Fabrikaten ausgegangen werden, wenn die Schrittmacherbasisfrequenz bzw. eine spezielle Magnetüberwachungsfrequenz um 5–10% des Ausgangswertes abgefallen ist (Besonderheiten sind jeweils aus den technischen Daten der Hersteller, zum Teil im Schrittmacherausweis eingetragen, zu entnehmen). Die Überprüfung der Schrittmacherfrequenz kann im einfachsten Fall durch Pulszählung (Patientenselbstkontrolle) oder durch Ausmessen aus einer EKG-Ableitung erfolgen. Ist bei EKG-Registrierung die Impulsabgabe durch Herzeigenrhythmen inhibiert, kann diese durch Auflage eines Permanentmagneten erzwungen und registriert werden. Auch für die Beurteilung der Effektivität der Stimulation ist eine EKG-Registrierung die entscheidende Kontrollmethode. Ein akuter Frequenzabfall spricht für eine ineffektive Stimulation und kann durch eine Dislokation der Elektrodenspitze, einen Elektrodenbruch, eine Reizschwellenerhöhung, einen Spannungsabfall, eine Fehlprogrammierung und einen Isolationsdefekt an der Elektrode bzw. ihrem Konnektor entstehen und sollte zur Überweisung in ein Schrittmacherzentrum führen. Bei einer symptomatischen Bradykardie ist eine medikamentöse Überbrückung durch Orciprenalin zu versuchen und eine rasche Überweisung in eine klinische Einrichtung zu organisieren.

Ein Verlust der Steuerfunktion (durch fibrotische Veränderungen an der Elektrodenimplantatstelle, Nebenschluß an der Elektrode – Isolationsdefekt – oder durch Spannungsabfall der Batterie) führt zum Auftreten von Arrhythmien durch Parasystolie.

Die Kontrolle multiprogrammierbarer Schrittmacher sollte aufgrund der speziell erforderlichen Programme und Überwachungsgeräte den implantierenden Kliniken vorbehalten bleiben.

Literatur

1. Bach P, Steinbeck G, Markewitz A, Kemkes B (1986) Ergebnisse der Therapie mit Vorhofschrittmachern. In: Naumann d'Alnoncourt C (Hrsg) Herzrhythmusstörungen. Springer, Berlin Heidelberg New York Tokyo, S 159–165
2. Clinton JE, Zoll PM, Zoll R, Ruiz E (1985) Emergency noninvasive external cardiac pacing. J Emerg Med 2:155
3. Feruglio GA, Rickards AF, Steinbach K, Feldman S, Parsonnet V (1987) Cardiac pacing in the world: A Survey of the state of the art in 1986. PACE 10:768
4. Friedberg CK, Donoso E, Stein WG (1963) Nonsurgical acquired heart block. Ann NY Acad Sci 167:835
5. Griffin JC, Jutzy KR, Claude JP, Knutti JW (1983) Central body temperature as a guide to optimal heart rate. PACE 6:498
6. Helwing HP, Hochrein H (1972) Zur Therapie der Asystolie. Dtsch Med Wochenschr 97:1616
7. Humen DP, Anderson K, Brumwell D (1983) A pacemaker which automatically increases its rate with physical activity. In: Steinbach K et al. (Hrsg) Cardiac pacing. Proc VIIth World Symp. Steinkopff, Darmstadt
8. Ionescu VL (1980) A "on demand pacemaker" responsive to respiration rate. PACE 3:375
9. Johanson BW (1969) Longevity in complete heart block. Ann NY Acad Sci 167:1031
10. Leonhard JJ, Kroetz FW, Shaver JA, Taguchi I, Laneve S (1964) The timing of atrial systole as a determinant of left ventricular stroke volume. Clin Res 12:55
11. Lüderitz B (1979) Elektrische Stimulation des Herzens. Diagnostik und Therapie kardialer Rhythmusstörungen. Springer, Berlin Heidelberg New York
12. Lüderitz B (Hrsg) (1983) Herzrhythmusstörungen. Handbuch der Inneren Medizin XI/1. Springer, Berlin Heidelberg New York
13. Nager F, Bühlmann A, Schaub F (1966) Klinische und hämodynamische Befunde beim totalen AV-Block nach Implantation elektrischer Herzschrittmacher. Helvet Med Acta 33:14
14. Naumann d'Alnoncourt C, Becht I, von Haase HJ, Helwing HP (1986) Nichtinvasive transcutane Schrittmachertherapie. In: Naumann d'Alnoncourt C (Hrsg) Herzrhythmusstörungen. Springer, Berlin Heidelberg New York Tokyo, S 199–211
15. Parsonnet V, Furman S, Smyth NPD (1981) A revised code for pacemaker identification. PACE 4:400
16. Rickards AF, Akhras F, Barron DW (1979) Effects of heart rate on QT interval. In: Meere C (ed) Proceedings of the VIth. World Symposium on Cardiac pacing. Montreal Pacesymp 2:7
17. Roberts JR, Greenberg M, Crisanti JW, Gayle SW (1984) Successful use of emergency transthoracic pacing in bradysystolic cardiac arrest. Ann Emerg Med 13:277–283
18. Seipel L, Pietrek G, Körfer R, Loogen F (1977) Prognose nach Schrittmacherimplantation. Internist 18:21
19. Volkmann H, Palige R, Kühnert H, Danneberg G, Heinke M (1987) Elektrophysiologische Diagnostik mit Hilfe transösophagealer Stimulation und Ableitung. 1. Bradykarde Rhythmusstörungen. Herzschrittmacher 7:69
20. Volkmann H, Kühnert H, Danneberg G, Palige R, Heinke M (1987) Elektrophysiologische Diagnostik mit Hilfe transösophagealer Stimulation und Ableitung. 2. Tachykarde Herzrhythmusstörungen. Herzschrittmacher 7:127
21. Westermann KW (1971) Untersuchungen zur Hämodynamik bei Schrittmacherträgern. Habil Schrift, Hamburg 1971
22. Witte J (1986) Implantationstechniken und Komplikationen der Herzschrittmachertherapie. In: Lüderitz B, Herzschrittmacher. Springer, Berlin Heidelberg New York, S 200–232
23. Zoll PM (1952) Resuscitation of the heart in ventricular standsfill by external electric stimulation. N Engl J Med 247:768

Elektrotherapeutische Verfahren bei tachykarden Rhythmusstörungen

B. Lüderitz

Einleitung

Tachykarde Rhythmusstörungen gehören zu den gefürchteten Komplikationen zahlreicher Erkrankungen und sind häufig Ursache eines letalen Krankheitsverlaufs. Hierbei sind die Arrhythmien naturgemäß nicht ihrer selbst wegen therapiepflichtig, sondern wegen ihrer hämodynamischen Auswirkung, d.h. der kritischen Verminderung der Herzauswurfleistung wegen bei Überschreitung einer bestimmten Herzfrequenz. Als gravierende und damit therapiebedürftige tachykarde Rhythmusstörungen gelten die atriale Tachykardie – speziell in der paroxysmalen Form mit AV-Blockierung bei Digitalisintoxikation –, AV-Knoten-Tachykardien, Vorhofflattern (mit der Gefahr der 1:1-Überleitung) sowie Vorhofflimmern mit hoher Kammerfrequenz. Ventrikuläre Extrasystolen, insbesondere bei salvenartigem Auftreten und bei frühzeitigem Einfall, können Vorläufer einer ventrikulären Tachykardie sein. Kammerflattern und Kammerflimmern stellen als Ausdruck eines hämodynamischen Kreislaufstillstandes eine vital bedrohliche Situation dar.

Die klinische Relevanz der Tachyarrhythmien macht meist ein sofortiges therapeutisches Eingreifen erforderlich. Neben der konventionellen medikamentösen Behandlung haben besonders in der Notfalltherapie elektrotherapeutische Maßnahmen heute ihren festen Platz. Dies gilt für die Defibrillation bei Kammerflimmern ebenso wie neuerdings für die Elektrostimulation bei bestimmten Formen repetitiver supraventrikulärer und ventrikulärer Tachykardien (Tabelle 1).

Elektrophysiologische Grundlagen

Die Unterbrechung hochfrequenter Herzrhythmusstörungen mit Elektrostimulationsmethoden beruht auf unterschiedlichen Mechanismen. Als Ursache der „Overdrive-Suppression" in Strukturen mit automatischer Reizbildung wird ein elektrogener Natriumefflux diskutiert, der durch Hyperpolarisation der Zellmembran die spontane diastolische Depolarisation verzö-

Prof. Dr. B. Lüderitz, Med. Univ.-Klinik, Innere Medizin–Kardiologie, Sigmund-Freud-Straße 25, D-5300 Bonn 1

Tabelle 1. Elektrotherapie tachykarder Rhythmusstörungen

Indikation	Methode
1. Elektroschock	
Vorhofflimmern-/flattern	Kardioversion
Supraventrikuläre Tachykardie	Defibrillation
Ventrikuläre Tachyarrhythmien	
2. Schrittmacherstimulation	
Vorhofflattern, supraventr. Tachykardie	Overdrive-Pacing
Ventrikuläre Extrasystolie, – Tachykardie	Kompetitive Stimulation
(Präexzitationssyndrome)	Hochfrequenzstimulation (atrial, ventrikulär)
3. His-Bündel-Ablation	
Vorhofflimmern-/flattern	Perkutane Ablation
Paroxysmale und permanente	(Koagulation des His-Bündels
AV-Knoten-Tachykardie	bzw. arrhythmogener Bezirke
(Präexzitationssyndrome, ventrikuläre	des Ventrikelmyokards = Fulguration)
Tachykardien)	

gert. Auch pathologische Reizbildung, wie abnorme Automatie im Ventrikelmyokard, wird durch „Overdrive-Pacing" supprimiert.

Das Prinzip der Tachykardieunterbrechung mit Einzelimpulsen (kompetitive Stimulation) besteht in der vorzeitigen Depolarisation des Myokards, so daß die pathologische Erregungswelle einer Tachykardie auf refraktäres Gewebe trifft und blockiert wird [10]. Atriale Hochfrequenzstimulation wird zur Konversion von Vorhofflattern in Vorhofflimmern angewandt, das häufig spontan in einen normofrequenten Rhythmus revertiert (Einzelheiten s. [3]). Die Initiierung des Flimmerns beruht auf zunehmender Fraktionierung der Erregungsausbreitung durch wiederholte Stimulation während der relativen Refraktärperiode. Vom Stimulationsort verläuft die Erregungswelle nicht gleichmäßig zentrifugal in alle Richtungen, sondern nach jedem wirksamen Stimulus in eine andere Vorzugsrichtung, da in der relativen Refraktärperiode in einigen Richtungen noch Refraktärität herrschen kann, obwohl in anderen Richtungen die Repolarisation abgeschlossen ist. Gleichzeitig wird das Verhältnis von depolarisiertem zu repolarisiertem Myokard zunehmend größer, bis die multiplen Erregungsfronten kein erregbares Gewebe mehr antreffen und das Flimmern sistiert [7].

Antitachykarde implantierbare Schrittmachersysteme

Die positiven Ergebnisse, die mit den verschiedenen extern anwendbaren Stimulationsmethoden bei medikamentös therapieresistenten Tachykardien erzielt wurden (Abb. 1), ließen die Entwicklung implantierbarer Schrittmachersysteme zur repetitiven Anwendung der Elektrostimulation bei der antitachykarden Langzeittherapie sinnvoll erscheinen (Tabelle 2).

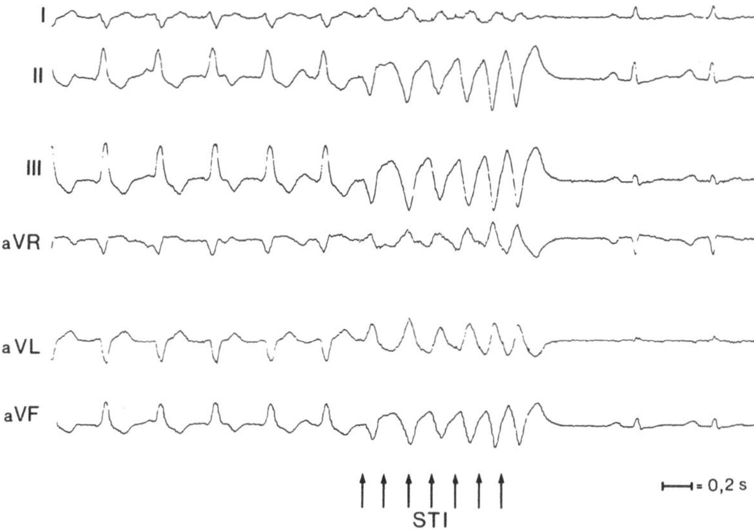

Abb. 1. Ventrikuläre Tachykardie. Frequenz 163/min. Terminierung der Tachykardie durch rechtsventrikuläre Salvenstimulation (7 Stimuli im Abstand von je 150 ms, entsprechend einer Frequenz von 400/min); poststimulatorisch besteht Sinusrhythmus

Tabelle 2. Eigenschaften der implantierbaren antibradykarden-antitachykarden Einkammerschrittmacher

Tachylog P46-651 (Siemens-Elema) Bipolar/unipolar	Intertach 262-12 (Intermedics) Bipolar
Erkennungskriterien	
Interventionsfrequenz Frequenzsprung	Interventionsfrequenz Frequenzsprung Frequenzstabilität Persistierende Tachykardie
Antitachykarde Stimulation	
Extrastimulus, „Burst" Selbstsuchsystem „Scanning"	Extrastimulus, „Burst" „Autodekrement" „Scanning" Primäres und sekundäres Programm
Interaktivsystem Brustwandstimulation	*Nichtinvasive Stimulation* Telemetrie
Datenspeicher Getriggerte Stimulation	Telemetrie

Tabelle 3 gibt eine Übersicht über ein Patientenkollektiv, das von uns mit implantierten antitachykarden Schrittmachern versorgt wurde: Bei 12 Patienten wurden insgesamt 13 antitachykarde Schrittmachersysteme eingesetzt, die individuell an die jeweilige Rhythmusstörung adaptiert waren. Während der vorangegangenen diagnostischen Stimulation waren bei

Tabelle 3. Behandlung medikamentös therapierefraktärer Tachykardien durch implantierbare Schrittmacher bei 12 Patienten (13 antitachykarde Aggregate, 14 Programmierungen)

	Stim.-Ort	Stim.-Modus Fequenz	Steuerung der Impulsabgabe	Stim.-Dauer	Rhythmus-störung	Grunderkrankung	Anfalls-dauer	Anfalls-häufigkeit
S. K. ♂ 57 a	Re. Vorhof	Hochfrequenz 400/min	Pat.-gesteuert	Wählbar	SVT	KHK	↓	–
H. H. ♀ 50 a	Re. Vorhof	Hochfrequenz 1016/min	EKG-gesteuert	5,6 s	AF	Kardiomyopathie	↓	–
G. E. ♂ 53 a	Re. Vorhof	Kompetitiv 75/min	EKG-gesteuert	2 s	AF	KHK	↓	–
Z. E. ♂ 20 a	Re. Vorhof	Kompetitiv 90/min	–	Permanent	SVT	Z.n. Myokarditis	↓	↓
H. J. ♀ 63 a	Re. Vorhof	„Overdrive" 80/min	–	Permanent	SVT	WPW-Syndrom	↓	↓
G. J. ♂ 50 a	Re. Ventrikel	Kompetitiv 90/min	–	Permanent	VT	Kardiomyopathie	↓	↓
S. J. ♂ 65 a	Re. Ventrikel	Kompetitiv 70/min	Pat.-gesteuert	Wählbar	VT	KHK	↓	↓
S. A. ♂ 15 a	Re. Ventrikel	Kompetitiv 80/min	–	Permanent	SVT	Z.n. Myokarditis	↓	↓
W. W. ♂ 63 a	Re. Vorhof	Elektiv 70–400/min	Fremdgesteuert	Wählbar	AF	KHK	↓	↓
– 66 a	Re. Vorhof	Hochfrequenz 720/min	EKG-gesteuert	4 s	AF	KHK	↓	↓
S. S. ♂ 41 a	Re. Vorhof	Hochfrequenz 714/min	Pat.-gesteuert	Wählbar	SVT	WPW-, Sinus-knotensyndrom	↓	↓
S. E. ♀ 29 a	Re. Vorhof	Hochfrequenz 800/min	EKG-gesteuert	8,5 s	SVT	Z.n. Myokarditis	↓	↓
M. G. ♂ 66 a	Re. Ventrikel	Hochfrequenz 156/min	Pat.-gesteuert	3,4 s	VT	KHK	↓	–
	Re. Ventrikel	Kompetitiv/ Hochfrequenz 210/min	Pat.-gesteuert	2,3 s	VT	KHK	↓	–

↓ = Abnahme; – = keine Änderung; SVT = supraventrikuläre Tachykardie; AF = Vorhofflattern; VT = ventrikuläre Tachykardie, KHK = koronare Herz-

spontanem Auftreten oder nach Auslösung der Rythmusstörung der effektive Stimulationsmodus, der optimale Stimulationsort, die wirksame Stimulationsfrequenz sowie die Art der Schrittmachersteuerung und die Dauer der Impulsabgabe bestimmt worden.

Als Stimulationsmodus kamen die Overdrive-Stimulation, die kompetitive Stimulation und die atriale Hochfrequenzstimulation zur Anwendung. Die atriale Hochfrequenzstimulation wurde bei supraventrikulärer Tachykardie und tachysystolischem Vorhofflattern eingesetzt. Bei 4 Patienten erfolgte die Impulsauslösung patientengesteuert durch Auflegen eines Magneten. Dieser Magnet betätigt einen Magnetschalter (Reed-Relay) im implantierten Schrittmacher und aktiviert so den Stimulationskreis. Bei dem Orthocor-II-System ist eine zusätzliche patienteninitiierte Burst-Auslösung möglich.

Bei 3 anderen Patienten mit supraventrikulären Tachykardien setzte die Impulsauslösung automatisch EKG-gesteuert ein. Bei der EKG-Steuerung überwacht der Schrittmacher über den Elektrodenkatheter ständig den Abstand aufeinanderfolgender EKG-Signale und löst bei Unterschreiten einer kritischen Zykluslänge und Überschreiten einer kritischen Anzahl aufeinanderfolgender kurzer Intervalle die vorprogrammierte Impulsfolge aus. Nach Beendigung der Stimulation beginnt erneut – nach einer vorgegebenen Latenz – die Überwachung der Herzzyklen. Das überwachungsfreie Intervall nach Stimulation verhindert die vorzeitige Wiederholung der Stimulation, falls – wie nicht selten beobachtet – die Tachykardie erst einige Sekunden nach Beendigung der Stimulation sistiert. Bei den 7 Patienten lag die wirksame Stimulationsdauer bei 2–8,5 s, die Stimulationsfrequenz zwischen 210 und 1016/min. Bei 6 Patienten mit supraventrikulären und ventrikulären Tachykardien wurde ein Aggregat zur kompetitiven Stimulation implantiert, 2mal als patientengesteuerte Ausführung, wobei die Aktivierung des Schrittmachers bei Bedarf über einen Magnetschalter erfolgte, und 4mal als festfrequente Dauerstimulatoren. Die Stimulationsfrequenzen lagen zwischen 53 und 90/min [3].

Automatischer implantierbarer Kardioverter/Defibrillator (AICD)

Die wachsende Zahl von Patienten mit malignen Rhythmusstörungen bzw. drohendem plötzlichen Herztod gab in den letzten Jahren Anlaß zur Entwicklung und Anwendung implantierbarer Aggregate mit automatischer Elektroschockabgabe [6].

Das System (Ventrak, CPI) hat einen Rauminhalt von 148 cm³ und wiegt 250 g. Die Flächenelektroden (4×7 cm und 6×9 cm) werden rechts-/linksventrikulär an der Innenseite des Herzbeutels fixiert (Abb. 2). Kammerflattern oder -flimmern wird von dem Gerät nach 2 Kriterien erkannt: 1. durch die Herzfrequenz, 2. durch das Fehlen isoelektrischer EKG-Anteile (entsprechend Kammerflattern und -flimmern). Die Wahrnehmung der Rhythmusstörung erfolgt über myokardiale Schraubelek-

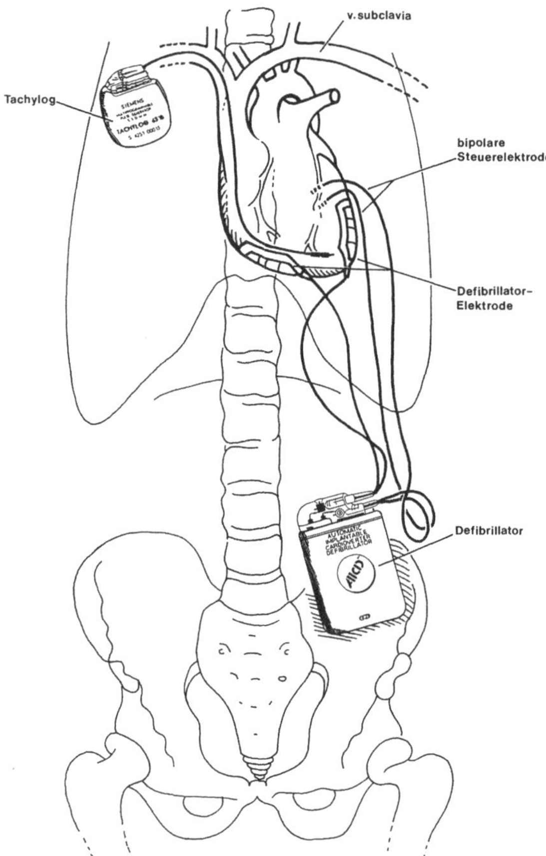

Abb. 2. Kombinierte Implantation von 2 antitachykarden Aggregaten: antitachykarder Schrittmacher (Tachylog) mit transvenös intrakardialer rechtsventrikulärer Sondenlage sowie automatischer implantierbarer Kardioverter/Defibrillator (AICD) mit 2 extrakardial applizierten Flächenelektroden nebst bipolarer Steuerelektrode

troden. Das Aggregat wird abdominal unter den M. rectus abdominis implantiert, die Elektrodenzuleitungen verlaufen zunächst subkutan und in Höhe des Zwerchfells innerhalb des Mediastinums. Bei Erkennung von Kammerflattern oder Kammerflimmern gibt das Aggregat nach wenigen Sekunden einen Elektroschock von 25 J ab. Die Kondensatorentladung wird vom Patienten meist nicht empfunden, da im Rahmen der Rhythmusstörung rasch Bewußtlosigkeit eintritt. Bei Ineffektivität des ersten Schocks folgen 2 weitere von je 25 J nach jeweils 18 s und schließlich ein vierter mit 30 J. Bis zur erneuten Abgabe der Elektroschocksequenz muß für 35 s ein normales EKG vorliegen. Die Energiereserve des Defibrillators liegt bei 200 Elektroschocks. Danach wird ein einfach durchzuführender Batteriewechsel erforderlich. Die Anzahl der abgegebenen Elektroschocks kann jederzeit telemetrisch abgefragt werden. Die Arbeitsweise des AICD-Systems ist beispielhaft in Abb. 3 wiedergegeben.

Bis August 1987 implantierten wir 29 AICD-Systeme (automatischer implantierbarer Kardioverter/Defibrillator) bei 21 Patienten (8maliger Aggregataustausch). Es handelte sich ausschließlich um Patienten mit mali-

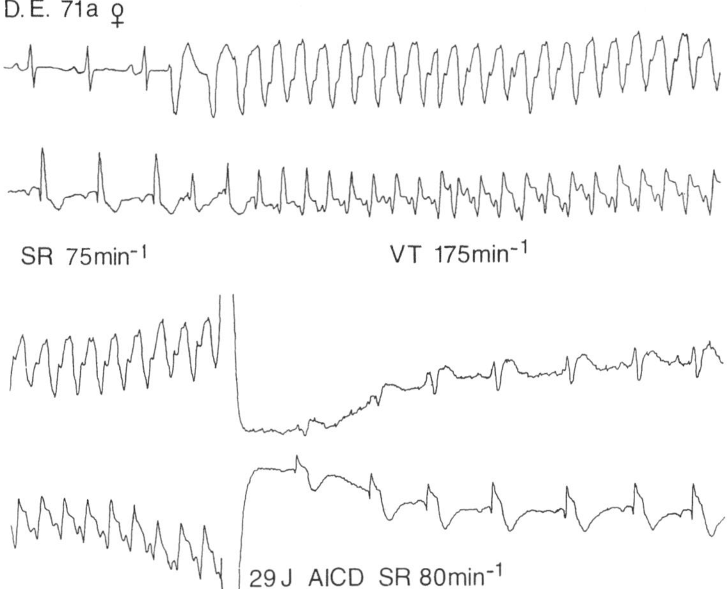

Abb. 3. Die monomorphe ventrikuläre Tachykardie mit einer Frequenz von 175/min wird nach 13 s durch automatische Kardioversion mit 29 J unterbrochen. Es resultiert ein normofrequenter Sinusrhythmus mit verbreiterten Kammerkomplexen. (2-Kanal-Langzeit-EKG, fortlaufende Registrierung)

Tabelle 4. Ventrikuläre Tachyarrhythmien. Automatischer implantierbarer Kardioverter/Defibrillator (AICD)

Patienten	21 (m: 18; f: 3)
Alter	62,6 ± 7,9 Jahre
Diagnose	KHK = 18; KKMP = 3
AICD	29 (8 × Aggregatwechsel)
Schocks	15,2 ± 25,0
Beobachtungszeit	15,5 ± 20,9 Monate
Funktionszeit	21,1 ± 22,8 Monate (n = 8)

gnen ventrikulären Tachyarrhythmien, die anderweitig therapierefraktär waren (Tabelle 4).

Nach unseren experimentellen und klinischen Ergebnissen darf die Elektroschockbehandlung mit implantierbarem Defibrillator als ein wesentlicher Fortschritt in der Behandlung von Patienten mit lebensbedrohlichen Kammertachykardien angesehen werden. Indiziert ist diese Behandlung bei vital gefährdeten Patienten mit medikamentös therapieresistenten Kammertachykardien und Kammerflimmern, für die ein antiarrhythmischer kardiochirurgischer Eingriff nicht in Frage kommt (Tabelle 5). Voraussetzung für die erfolgreiche Anwendung sind dokumentierte lebensbedrohliche bzw. reanimationspflichtige Kammerrhythmusstörungen sowie eine eingehende elektrophysiologische Voruntersuchung.

Tabelle 5. Indikation für das AICD-System (automatischer implantierbarer Kardioverter/Defibrillator)

Indikation

Symptomatische ventrikuläre Tachyarrhythmien
– Persistierende Kammertachykardie
– Kammerflattern/-flimmern

Voraussetzungen

– Zustand nach Kardioversion
– Elektrophysiologische Dokumentation
– Medikamentöse Therapieresistenz
– Keine primäre Indikation für antiarrhythmische Kardiochirurgie
– Operabilität (Thorakotomie)

Ein moderner, „idealer" Schrittmacher sollte die Defibrillatorfunktion des AICD-Systems mit der antitachykarden und antibradykarden Stimulation konventioneller Herzschrittmacher in sich vereinen.

Weltweit wurden bis November 1987 über 3000 Patienten mit implantierbaren Defibrillatoren versorgt (mehr als 200 implantierende Zentren), bei einer Gesamtlaufzeit von 39 331 Patientenmonaten. Das Patientenalter lag zwischen 9 und 84 Jahren (mittleres Alter: 58 Jahre). Die längste Verlaufszeit beträgt bei einem Patienten 69,9 Monate (mittlere Implantat-Zeit 11,3 Monate) [5].

In neuerer Zeit wurde auch über die erfolgreiche Behandlung maligner ventrikulärer Tachyarrhythmien durch endokardiale Resektion mit konsekutiver Implantation des automatischen Kardioverter/Defibrillators berichtet [8].

Antitachykarde Stimulation und automatische Defibrillation

Die antitachykarde Stimulation bei ventrikulärer Tachyarrhythmie ist risikoreich, da die Gefahr der Akzeleration behandlungspflichtiger Tachykardien bzw. die der Degeneration in Kammerflimmern besteht (Abb. 4; vgl. [9]). Andererseits belastet die automatische Elektroschockabgabe den Patienten in einem nicht unerheblichen Maße, insbesondere dann, wenn die behandlungsbedürftige Kammertachykardie nicht zur Bewußtlosigkeit führt.

Wir versuchten daher in einer Langzeituntersuchung die Vorteile der antitachykarden Stimulation als patientenseitig nicht belastendes Verfahren mit der automatischen Elektroschockabgabe als Notfallmaßnahme zu kombinieren (Tabelle 6) [4].

Bei 6 der 21 mit AICD-Systemen versehenen Patienten war die Indikation zur kombinierten Anwendung von antitachykardem Stimulator und automatischem Defibrillator gegeben. Es handelte sich um persistierende Kammertachykardien, die durch Überstimulation zuverlässig terminiert werden konnten. Der antitachykarde Schrittmacher arbeitete im Kammer-

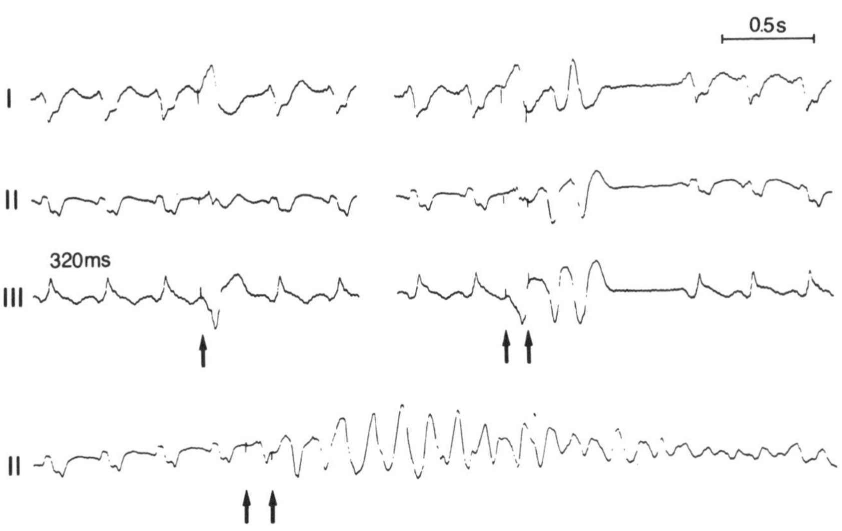

Abb. 4. Degeneration einer Kammertachykardie in Kammerflimmern durch programmierte Stimulation. Dargestellt sind die Ableitungen I, II und III. Obere Registrierung links: Applikation eines einzelnen vorzeitigen Impulses (ineffektiv). Obere Registrierung rechts: Applikation zweier vorzeitiger Impulse, gefolgt von einem ventrikulären Echo und im Anschluß daran Persistenz der Kammertachykardie. Untere Registrierung: nach Zunahme der Vorzeitigkeit des zweiten vorzeitigen Impulses wird Kammerflimmern induziert

Tabelle 6. Ventrikuläre Tachyarrhythmien (VT). Tachylog und AICD

Patient	Alter (Jahre)	Ge- schlecht	Grunder- krankung	VT- Frequenz [min⁻¹]	Stimula- tionsform	Verlauf		
						Tachy- log	AICD	(Mo- nate)
1. L. P.	66	m.	KHK	171	Burst 5 Sti. 260 ms (Stim. in- effektiv)	50	7 3	11 5
2. Z. H.	53	m.	Myo- karditis	160	Burst 2 Sti. 270 ms	315 12	42 0	11 4 [a]
3. H. A.	70	m.	KHK	162	Burst 4 Sti. 300 ms	20	0	13
4. C. W.	59	m.	KHK	188	Burst 5 Sti. 300 ms	235	11	12
5. R. W.	63	m.	KHK	182	Burst 4 Sti. 270 ms	68	17	11½
6. H. N.	50	m.	KHK	200	Burst 4 Sti. 300 ms	0	8	1½†

[a] Aggregatwechsel

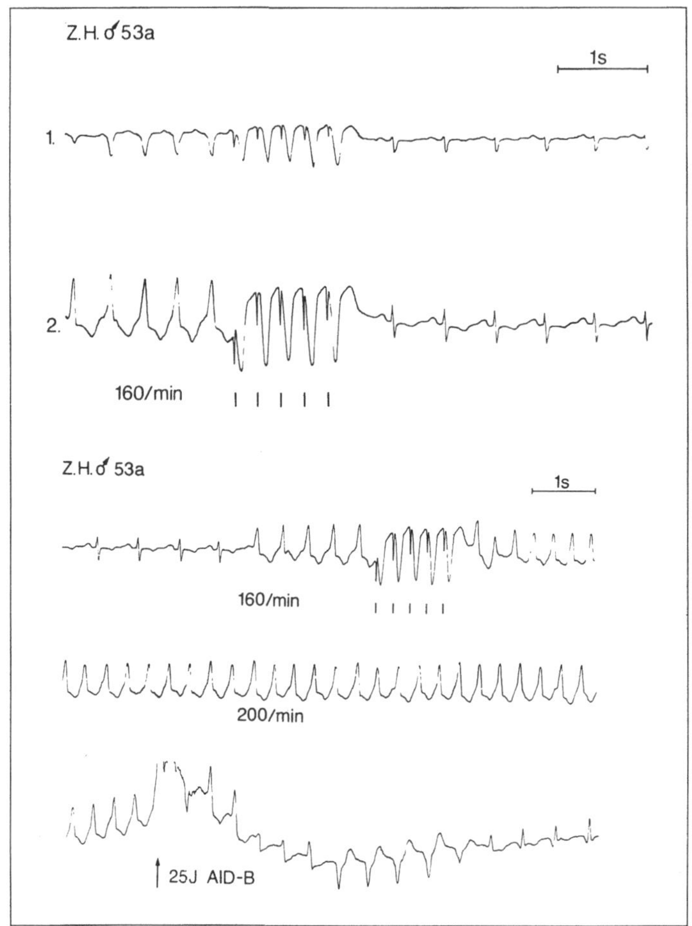

Abb. 5. 53jähriger Patient mit persistierenden Kammertachykardien (Nr. 2 in Tabelle 6). *Oben*: Erfolgreiche Terminierung einer Kammertachykardie durch eine Salvenstimulation mit 5 Impulsen durch den implantierten antitachykarden Schrittmacher (Tachylog); anschließend normaler Sinusrhythmus (2-Kanal-Holter-Registrierung). *Unten*: EKG desselben Patienten. Nach den ersten Interventionen des Tachylog-Systems mit einer Stimulationssalve (vgl. *oben*) kommt es zu einer Akzeleration der behandlungsbedürftigen Kammertachykardie. Es erfolgt eine Aktivierung des AICD-Systems, das die Kammertachykardie mit einer automatischen Elektroschockabgabe (25 J) terminiert

bedarfs-Stimulationsmodus (VVI) mit antitachykarder Salven-(Burst-)Stimulation: 4–6 Stimuli bei einem Kopplungsintervall von 260–300 ms und 1–2 Interventionen [1].

In der Verlaufsbeobachtung über 1,5–11 Monate wurden 0–295 erfolgreiche Interventionen des antitachykarden Schrittmachers registriert. War jedoch die antitachykarde Stimulation erfolglos bzw. kam es zu einer Aggravierung der Tachyarrhythmie, so intervenierte das AICD-System. Ein Beispiel des konsekutiven Einsatzes von Tachylog und AICD-System ist in Abb. 5 wiedergegeben.

Die hohe Energiedosis des AICD-Aggregats führte zu keiner Störung des Tachylog-Systems. Es wurden keine Interferenzen beider Systeme beobachtet.

Zukünftige antitachykarde Systeme sollten mehr Flexibilität hinsichtlich der Detektions- und Terminierungsfunktion aufweisen, wobei antitachykarde Stimulation und automatische Defibrillation in einem Gerät verbunden sein sollten (s. o.). Zudem müßte eine multiprogrammierbare antibradykarde Funktion in dem Gerät integriert sein. Als ein Schritt auf diesem Wege kann die kombinierte Anwendung beider Prinzipien (Tachylog, AICD) gelten, deren erste Ergebnisse als ermutigend anzusehen sind [3].

Schlußfolgerung

Durch die Implantation antitachykarder Schrittmacher kann bei den meisten Patienten die Anfallsdauer, die zuvor bis zu Stunden dauerte, signifikant verkürzt werden. Bei Patienten mit EKG-gesteuerten und permanent bzw. im Anfall kompetitiv stimulierenden Systemen liegt die Anfallsdauer nach Implantation des antitachykarden Schrittmachers oft nur noch bei wenigen Sekunden. Bei Patienten mit fremd- bzw. patientengesteuerten Aggregaten dauerte der Anfall naturgemäß bis zur Auslösung der Stimulation. Eine Abnahme der Anfallshäufigkeit zeigen darüber hinaus Patienten mit festfrequenten Permanentstimulatoren und Patienten, bei denen das System durch die positive oder negative Signalsteuerung eine Mindestfrequenz (70/min) garantiert. Grundsätzlich ist jedoch anzumerken, daß angesichts neuer wirkungsvoller Antiarrhythmika, der His-Bündel-Ablation und der Verbesserung der antiarrhythmischen Kardiochirurgie die Indikation für die Implantation antitachykarder Schrittmacher deutlich zurückgegangen ist.

Fazit

Für die Langzeittherapie supraventrikulärer und ventrikulärer Tachyarrhythmien kommen 3 verschiedene Stimulationsmethoden zur Anwendung: das Overdrive-Pacing, die kompetitive Stimulation und die (atriale) Hochfrequenzstimulation. Die bisherigen Verlaufsbeobachtungen mit implantierten antitachykarden Systemen dokumentieren, daß derartige Stimulationssysteme eine wirksame und risikoarme Alternative zu der antiarrhythmischen Kardiochirurgie bei medikamentös intraktablen Tachyarrhythmien darstellen. Ein wesentlicher Fortschritt in der antitachykarden Elektrotherapie stellt der automatische implantierbare Kardioverter/Defibrillator (AICD) dar. Dieses, seit ca. 3 Jahren auch hierzulande verfügbare System erkennt hochfrequente ventrikuläre Tachyarrhythmien und interveniert automatisch mit einer intrathorakalen bzw. intrakardialen Elektroschockabgabe. Das Gerät ist indiziert bei vital gefährdeten Patienten mit medikamentös therapieresistentem Kammerflattern und Kammerflimmern, für die ein antiarrhythmischer chirurgischer Eingriff nicht in Frage kommt.

Literatur

1. Gerckens U, Manz M, Funke HD, Kirchhoff PG, Lüderitz B (1987) Automatischer implantierbarer Kardioverter-Defibrillator (AICD) und antitachykarder Schrittmacher (Tachylog 651) zur Behandlung ventrikulärer Tachyarrhythmien. Z Kardiol 76:211–216
2. Lüderitz B (1987) Therapie der Herzrhythmusstörungen (3. Aufl.). Springer, Berlin Heidelberg New York London Paris Tokyo
3. Lüderitz B, Gerckens U, Manz M (1986) Automatic implantable cardioverter/defibrillator (AICD) and antitachycardia pacemaker (Tachylog): combined use in ventricular tachyarrhythmias. Pace, vol 9
4. Manz M, Gerckens U, Lüderitz B (1985) Antitachycardia pacemaker (Tachylog) and automatic implantable defibrillator (AID): Combined use in ventricular tachyarrhythmias. Circulation 72:III-383
5. Mirowski M (1988) Worldwide clinical experience with the use of the automatic implantable cardioverter-defibrillator. New Trends Arrhyt IV 1–2: 509
6. Mirowski M, Reid PR, Mower MM, Watkins L, Gott VL, Schauble JF, Langer A, Heilman MS, Kolenik SA, Fischell RD, Weisfeld ML (1980) Termination of malignant ventricular arrhythmias with an implanted automatic defibrillator in human beings. N Engl J Med 303:322
7. Naumann d'Alnoncourt C, Lüderitz B (1980) Elektrostimulation bei Tachyarrhythmien – Pathophysiologie und Therapie. Herz/Kreisl 12:145
8. Platia EV, Griffith LSC, Watkins JL, Mower MM, Guarnieri T, Mirowski M, Reid PR (1986) Treatment of malignant ventricular arrhythmias with endocardial resection and implantation of the automatic cardioverter-defibrillator. N Engl J Med 314:213
9. Steinbeck G (1986) Tachykarde Rhythmusstörungen; Intrakardiale Ableitung und programmierte Stimulation. In: Lüderitz B, Herzschrittmacher – Therapie und Diagnostik kardialer Rhythmusstörungen. Springer, Berlin Heidelberg New York Tokyo
10. Wellens HJJ, Schuilenburg RM, Durrer D (1972) Electrical stimulation of the heart in patients with ventricular tachycardia. Circulation 46:216

Sachverzeichnis

B. Lüderitz

Therapie der Herzrhythmusstörungen

Leitfaden für Klinik und Praxis

3., erweiterte und völlig neubearbeitete Auflage.
1987. 119 Abbildungen, 111 Tabellen.
XIII, 355 Seiten. Gebunden DM 65,–.
ISBN 3-540-17078-2

Die **Therapie der Herzrhythmusstörungen** hat seit 1980 in 1. und 2. Auflage – einschließlich einer spanischen Übersetzung – eine überaus weite Verbreitung gefunden. Wesentliche Fortschritte der medikamentösen, elektrotherapeutischen und chirurgischen Behandlung der Herzrhythmusstörungen machten eine völlige Neubearbeitung erforderlich. Neue Erkenntnisse ergaben sich nicht nur auf dem Gebiet der antibradykarden und antitachykarden Schrittmacherbehandlung, sondern vor allem auf dem pharmakologischen Sektor einschließlich der unerwünschten Arzneimittelwirkungen.

Daneben finden die Problemkreise „Kombinationstherapie", „Rhythmusstörungen bei Kindern", „Antiarrhythmika in der Schwangerschaft" und „Herzrhythmusstörungen bei Sportlern" in der Neuauflage spezielle Berücksichtigung. – Es bleibt Anliegen des Buches, durch Praktikabilität, Aktualität und tabellarische Darstellungsform zur verbesserten Differentialtherapie von Herzrhythmusstörungen beizutragen.

Aus den Besprechungen der 2. Auflage: „Das Buch von Lüderitz darf wohl als das führende Werk über Antiarrhythmika nicht nur im deutschen sondern auch im internationalen Schrifttum bezeichnet werden."

R. Gross im *Deutschen Ärzteblatt*

Springer-Verlag
Berlin Heidelberg
New York London
Paris Tokyo

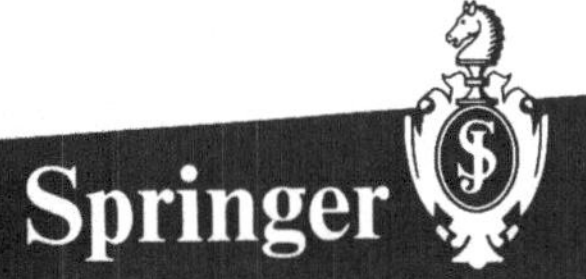